AF357474

Dr MAURICE DE FLEURY
Ancien interne des hôpitaux.

Le Corps et l'Ame

de

l'Enfant

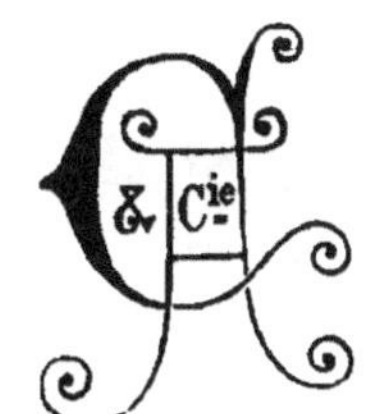

Armand Colin & Cie, Éditeurs
Paris, 5, rue de Mézières

Le Corps et l'Ame

de l'Enfant

DU MÊME AUTEUR

Pathogénie de l'épuisement nerveux (*Épuisé*).

Traitement rationnel de la neurasthénie (*Épuisé*).

L'insomnie et son traitement (*Épuisé*).

Contribution à l'étude de l'hystérie sénile.

Les réflexes tendineux.

Les transfusions de sérum et la suggestion.

Théorie de la révulsion.

Pasteur et les Pastoriens, avec un portrait à l'eau-forte par Bracquemond.

Éloge de Gratiolet.

Les causeries de Bianchon, préface d'Henri Lavedan.

Introduction à la médecine de l'esprit. 5ᵉ édition. (Ouvrage couronné par l'Académie française.)

Traitement médical de l'épilepsie.

L'âme du criminel. (*Bibliothèque de philosophie contemporaine.*)

Coulommiers. — Imp. PAUL BRODARD. — 238-99.

DR MAURICE DE FLEURY

DR MAURICE DE FLEURY

ANCIEN INTERNE DES HOPITAUX

Le Corps et l'Ame

de

l'Enfant

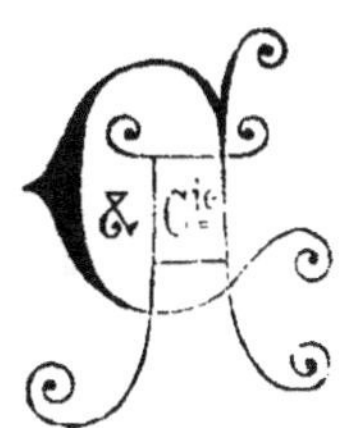

Armand Colin et Cie, Éditeurs

Paris, 5, rue de Mézières

1899

LE CORPS

ET

L'AME DE L'ENFANT

INTRODUCTION

C'est une opinion répandue par le monde que les Français sont un peuple nerveux.

Il est certain que notre tempérament collectif nous a fait accomplir un bon nombre de grandes choses, mais qu'à plus d'un moment on nous a vus nous affoler.

Nous avons — pourquoi le nier? on ne guérit un mal qu'après l'avoir regardé bien en face — des enthousiasmes insuffisam-

ment réfléchis et des haines outrancières;
nous ne sommes pas incapables d'injustice
et d'aveuglement, généralement peu dura-
bles, ni d'élans de générosité dignes qu'on
les envie; nous donnons trop souvent le
spectacle de revirements d'opinion qui sentent un peu la névrose, et ne vont pas sans
étonner, sans nous valoir, de la part des
nations adverses ou amies, un peu de ce
léger dédain, parfois affectueux, qu'ont les
mâles robustes pour de charmantes femmes
à attaques de nerfs.

Qui s'en tiendrait à cette apparence nous
jugerait fort mal. Ceux qui nous connaissent moins superficiellement savent qu'un
très grand nombre de Français ont une âme
profonde et grave, qu'on peut compter sur
la fidélité, sur la loyauté confiante de notre
cœur et sur cette probité foncière, sur cette
droiture, sur cette clarté lumineuse, qui font
de notre esprit quelque chose d'un peu
schématique, sans doute, mais de propre,

d'ordonné, de sage, comme un jardin français aux allées droites.

C'est là le fond de notre race, et son essence même.

A la surface, cependant, je vois un formidable gaspillage d'énergies vitales, beaucoup de mouvements pour rien, pour assouvir l'énervement. Nous oscillons, avec des amplitudes au premier abord effrayantes, le long de notre échelle d'énergies, passant, avec une brusquerie alarmante, de la vanité un peu basse à l'indignation furieuse, de l'abattement à l'orgueil, à l'espérance tumultueuse, à la joie débordante. Ou bien encore, nous nous faisons les prisonniers d'une idée fixe, nous rétrécissons sur un point, sur un ordre de faits, le champ de notre conscience, comme disent les psychologues, jusqu'à ce que survienne, à force de tension nerveuse, un état convulsif : émeute, guerre ou révolution.

Heureusement, notre vitalité foncière,

notre ressort, sont d'une incomparable trempe. Nous retombons toujours sur pied, nous retournons toujours à l'équilibre. Tandis que d'autres peuples, quand ils font tant que d'y venir, ont des crises terribles, et comme de haut mal, dont ils restent brisés et terrassés pour de longues années, nous avons, nous, des attaques moins rares, mais dont nous ne nous ressentons presque pas, des attaques de jolie femme, qui ne laissent pas de fatigue. Au demeurant, nous sommes gens de fort bonne constitution. C'est pour cela que je crois notre cas curable et notre pays perfectible. En vérité, nous pouvons beaucoup pour nous modifier en bien, si nous prenons nettement conscience de nos défauts et de nos tares.

*
* *

Ces temps derniers, des hommes éloquents et persuasifs ont répandu les opinions à mon sens les plus salutaires [1], et montré par quelles modifications dans l'instruction et dans l'éducation de nos filles et de nos fils notre race pourra lutter, sans trop de désavantage, contre la race anglo-saxonne qui est en train de ruiner les autres et de s'approprier le globe.

Certes, ce qu'ils ont dit, et ce qu'avait dit avant eux le petit groupe de bons esprits qui rédige la *Revue de la Science sociale*, est de la plus haute importance. Je souhaite qu'on y revienne et qu'on ressasse ces idées jusqu'à saturation des esprits. Mais, pour le relèvement méthodique de nos énergies, pour l'amélioration de notre *gent*, on peut quelque chose de plus. Ce quelque chose, je suis, par profession, tenté de le chercher dans l'hygiène médicale, dans cette médecine, en même temps du corps et de

[1]. L'auteur fait allusion aux articles de M. Jules Lemaître qui furent inspirés par l'ouvrage excellent de M. Demolins, *La Supériorité anglo-saxonne*, et au livre de M. Hugues Le Roux, *Nos filles et nos fils*.

l'esprit, à quoi je pense et travaille sans cesse.

— Encore! dira-t-on. La voilà bien, cette manie professionnelle de vouloir substituer, comme disait Bourget, la boîte de pilules à la page de l'Évangile!

Je tiens à faire remarquer qu'on a fait de tout temps ce que je cherche à rajeunir, à adapter aux besoins d'à présent. Toutes les religions ont eu leur hygiène et leur diététique. L'Église, avec ses règlements de vie, ses abstinences et ses régimes alimentaires imités des préceptes de la Thora, avec ses flagellations et ses cilices — dont notre gant de crin n'est que la prosaïque réduction — et ses couvents — dont nos maisons d'isolement ne sont que l'atténuation — s'est montrée grande hygiéniste.

*
* *

Quant aux Anglo-Saxons, dont M. Demolins nous a si vivement fait sentir la supériorité vitale et la vigueur d'expansion, ils ne cessent d'avoir souci de cette santé corporelle d'où dépend, en si large part, la santé d'âme, l'équilibre d'esprit. Au premier chef, l'enfant les préoccupe. Leurs écrivains les plus aimables, leurs philosophes les plus hauts consacrent de longues pages, des volumes entiers à son développement corporel ou intellectuel et, littéralement, à son *élevage*. Voici James Sully qui nous donne ses *Études sur l'enfance*, Romanes son *Évolution mentale*, Alexandre Bain sa classique *Science de l'éducation*, H.-W. Shinn, un Américain, ses *Notes sur le développement d'un enfant*, et F. Tracy (de Boston) sa *Psychology of Childhood*.

Certes, nous avons aussi les bons ouvrages de Bernard Pérez; l'*Éducation de la Volonté*, de Payot; l'essai d'*Enseignement intégral* de M. Bertrand; les livres de Jules Rochard sur l'*Éducation de nos fils* et l'*Éducation de nos filles*, et je retrouve bien, dans l'*Encyclopédie d'hygiène*, d'excellents articles de **MM.** Bergeron et d'Heilly sur l'hygiène de la première et de la seconde enfance. Mais il nous reste à faire une œuvre en même temps plus complète et plus populaire.

Dans son humoristique et profond petit livre sur l'*Éducation intellectuelle, morale et physique*, qu'on trouve en Angleterre entre toutes les mains, et dont la traduction française en est à sa sixième édition, le maître Herbert Spencer répète, à deux ou trois reprises, la phrase si topique de l'Américain Emerson : « La première condition **du** succès dans ce monde, c'est d'être un bon animal, et la première condition de la prospérité nationale, c'est que la nation soit formée de bons animaux. »

Il y a, dans cette boutade, une des plus grandes vérités que je sache, et l'une des plus nécessaires pour quiconque, aujourd'hui, veut être moraliste, à savoir l'étroite, l'indissoluble union du physique avec le moral.

*
* *

L'Église elle-même l'admet : l'instant où
l'âme se différencie du corps, où elle s'évade
de sa prison matérielle, où elle cesse d'ha-
biter le cerveau, c'est la dissolution de la
personne humaine, c'est la mort. Pour comprendre quel peut être le rôle du médecin
dans l'éducation des enfants, il faut se faire
à cette idée fondamentale, pressentie par
Thomas d'Aquin — et maintenant de vérité
scientifique — que, durant notre vie, l'âme
s'incarne dans notre organe cérébral aussi
étroitement que le corps et le sang divins
s'identifient au pain et au vin consacrés,
selon le dogme catholique. Les facultés de
l'âme ne se distinguent en aucune façon des
fonctions de notre écorce grise : elles naissent et meurent ensemble; la maladie les
dissocie en même temps. Notre mémoire ou
notre acuité d'intelligence, notre prompti-

tude à faire des associations d'images ou d'idées varient, selon que varient elles-mêmes la dépression ou l'exaltation de notre système nerveux, selon que la circulation est nulle, la nutrition active ou ralentie. Et, de même qu'un sacrilège profane le corps de Dieu même en profanant l'hostie, de même, en améliorant les conditions de vie d'un cerveau, le médecin travaille pour le bien de l'esprit, pour la santé morale.

Que mes lectrices, que les mamans à qui je m'adresse surtout, veuillent bien ne pas s'effaroucher de ces considérations, indispensables comme préliminaires. Elles n'ont point à redouter ici un cours de psychologie transcendantale. Le petit livre que voici ne dira que choses simples, toutes claires, parfois même un peu puériles, ou, du moins, d'intérêt immédiat, essentiellement pratiques.

Nous allons causer ensemble, tout bonnement, de la façon dont il convient de vêtir

et de nourrir nos enfants, de leurs travaux
et de leurs jeux, du lieu où ils doivent
passer leurs vacances, et de l'utilité pour
eux des bains de mer, des pratiques hydrothérapiques, de la gymnastique et des sports;
de l'art de leur faire les joues roses et les
mollets durs. Un peu plus tard, et sans quitter le même ton familier, nous chercherons
dans l'hygiène médicale, plus riche qu'on
ne croit, les moyens de combattre, chez nos
gamins, certaines tendances fâcheuses de
leur nature à la paresse, à la mélancolie, au
mensonge, à l'inattention, à la colère ou à la
peur. Je crois que nous ferons ainsi besogne
utile et neuve. Nous comblerons une lacune.
Nous nous préoccuperons uniquement des
enfants de trois à quinze ans, pour ce motif
que l'hygiène du nourrisson est précisée
excellemment en vingt ouvrages de date
récente.

* *
*

J'écris ici pour les parents. Et je voudrais, avant de mettre un point final à cette entrée en matière, les supplier de prendre conscience entière de leur responsabilité vis-à-vis de leur progéniture.

Nos petits n'ont pas demandé à venir au monde. C'est nous qui, obéissant au vieil instinct de conservation de la race, leur imposons, leur infligeons la vie. Elle sera pour eux un grand bien ou un grand malheur, selon le tempérament qu'ils auront hérité de nous, et selon l'éducation que nous leur aurons procurée. Nous ne semblons pas nous douter des devoirs que nous impose cette façon d'envisager les choses.

J'entends très fréquemment des parents s'indigner avec violence contre le caractère indiscipliné, contre les mauvaises tendances de leur bambin, comme si, véritablement, ils n'étaient pas les procréateurs responsables de cette petite âme et de ce petit corps. Ne savez-vous donc pas que tout ce qu'il est, il le doit à ses ascendants? Et, d'autre part, si ses tendances sont fâcheuses, il ne pourra lutter contre elles que par la qualité et par l'intensité des images mentales mises en lui par l'éducation. Et vous ne semblez guère en avoir conscience, vous tous qui, trop occupés par vos affaires et par le monde, abandonnez l'éducation de vos filles et de vos fils à des personnes inhabiles et médiocrement zélées. Si nos enfants n'avaient pour eux le charme qui fait que, bien souvent, leurs éducateurs mercenaires s'attachent à eux, se prennent à les aimer et ne travaillent pas uniquement pour toucher un salaire, leur sort serait vraiment à plaindre.

Nous avons tous, sous ce rapport, de lourds reproches à nous faire.

Au commencement du quatrième chapitre de son *Éducation*, Herbert Spencer, avec sa rude belle humeur, montre le *squire*, le gentilhomme campagnard anglais, après dîner, et le fermier revenant de l'office, et Hodge et Gilles au cabaret, après la foire, causant avec une habileté consommée de l'élevage des poulains, de l'art de faire un pourceau gras, un mouton bien en chair ou une vache accorte ; mais aucun d'eux ne se soucie de pousser un enfant au maximum de sa vigueur physique ou de son énergie morale. « Il serait temps, ajoute-t-il, que nos enfants eussent une part des bienfaits apportés à nos brebis et à nos bœufs par les découvertes scientifiques modernes. »

Voilà ce que dit un Anglais. Que devrions-nous dire en France, où il y aurait tant à faire pour notre race qui — pour ne parler que de sa forme extérieure — tend à devenir de plus en plus courtaude, molle et bedonnante ?

Nous tous qui avons des enfants, faisons notre examen de conscience. Comprenons que, leur ayant donné la vie, nous leur devons, du même coup, les plus fortes armes, le maximum de santé physique et morale pour lutter contre les adversaires qu'ils ne manqueront pas de rencontrer, et aussi pour se vaincre eux-mêmes, pour tirer quelque chose de bon du tempérament plus ou moins médiocre qu'ils héritent de nous.

Soyons toujours préoccupés de leur manière d'être. Veillons continuellement sur eux sans qu'ils s'en doutent, car en les questionnant sans cesse et les tâtant de toutes parts, nous risquerions de les rendre pusillanimes ou maladivement scrupuleux.

Ayons recours au médecin avant qu'ils soient malades. Demandons-lui de l'hygiène, pour éviter d'avoir à lui demander un traitement. Un médecin, instruit et bon, peut beaucoup plus qu'on ne semble vouloir le croire pour empêcher un petit être de devenir bossu ou paresseux, poitrinaire ou méchant. Elle est de notre grand Descartes, cette pensée qui m'a déjà servi d'épigraphe pour un ouvrage accueilli avec une bienveillance que je n'osais point espérer : « Car même l'esprit dépend si fort du tempérament et de la disposition des organes du corps, que, s'il est possible de trouver quelque moyen qui rende communément les hommes plus sages et plus habiles qu'ils n'ont été jusques icy, je crois que c'est dans la médecine qu'on doit le chercher. »

CHAPITRE I

Exercices physiques.

Un écrivain français, qui a longtemps habité Londres, me disait qu'à son retour en France notre foule lui était apparue moins belle que la foule anglaise. « Un rassemblement parisien est chose moins harmonieuse, moins agréable à l'œil qu'un meeting britannique. Là-bas, à part quelques formidables colosses, tonneaux ambulants de *stout* ou de *whisky*, l'homme est svelte, élancé, d'une réelle élégance animale. Ici, le bourgeois, l'ouvrier même, sont courts de taille, épais, patauds; dans une bousculade, c'est leur ventre qui fait poussée. »

Cette manière de supériorité anglo-saxonne me paraît tenir à deux causes : alimentation plus rationnelle; pratique journalière des sports.

Nous reviendrons au long de deux chapitres de ce livre sur la question, capitale à mon sens, de l'alimentation nationale, des mets usuels du pays. Pour aujourd'hui, contentons-nous de rechercher ensemble quelle part nous devons faire aux exercices physiques dans l'éducation de nos filles et de nos fils.

*
* *

Cette part fut longtemps, elle est encore trop restreinte. Nos générations ont été éle-

vées à raison de soixante-dix heures par
semaine de travail intellectuel obligé, contre
deux heures de gymnastique facultative. On
avait soin, d'ailleurs, de rendre si fasti-
dieuse la classe d'exercices physiques, que
chacun de nous n'avait en tête que de s'y
soustraire. On n'y allait que par contrainte.
Alignés, immobiles, menés par un vieux
moniteur de l'École de Vincennes, qui ne
plaisantait pas avec sa mission, nous atten-
dions dans un profond ennui qu'arrivât notre
tour d'accomplir, sur le trapèze ou aux anneaux, un tour d'acrobatie auquel rien ne
nous préparait; après quelques instants d'efforts plus ou moins fructueux, sous la risée
des camarades, on cédait la place à un
autre, on rentrait dans le rang pour y reprendre une raideur et un silence tout militaires. Au total, cela faisait bien pour chacun
de nous *trois ou quatre heures par an de travail musculaire personnel.* Et quand le médecin disait : « Faites donc faire de la gym-

nastique à ce garçon. — Mais il en fait, docteur », répondait-on.

En Angleterre, cependant, en Belgique, en Suède, les éducateurs comprenaient la nécessité du développement parallèle du corps et de l'esprit; on commençait à se faire une idée de ce que devient une race dont on ne cultive que l'intellect, que l'on n'entraîne ni à la vigueur, ni à la souplesse, ni à la dextérité physiques, à qui l'on refuse de parti pris cet esprit d'à-propos et de décision, et cet art de prendre promptement un parti, que développe à un si haut degré la pratique du sport.

Ce fut le temps où le Révérend Charles Kingsley écrivait ces romans, œuvres de suggestion et de « moralité physique », comme dit Herbert Spencer, où l'on ne voit que héros purs, amis de Dieu, joignant à une piété angélique des biceps de lutteur forain. Toute la bourgeoisie anglaise s'inspira de cet idéal, et ce fut le temps héroïque de ce que l'on appela d'un mot assez drôle, ma foi, « le christianisme musculaire ».

*
* *

En France, il nous a fallu plus de temps pour accomplir une évolution de même sens. Encore sommes-nous bien loin de nos voisins anglais et belges.

Pourtant, nous avons fait quelques très bonnes choses. Il n'est que juste de reconnaître le rôle excellent que joua, à ce point de vue, notre académie de médecine, lors de sa mémorable discussion sur le surmenage scolaire. Et il faut dire, aussi, qu'en matière d'éducation physique, c'est un médecin qui nous apporta la méthode.

Dans des ouvrages intelligents et clairs — dont il me souvient que Bourget me fit un jour de grands éloges — la *Médication par l'Exercice*, la *Physiologie des Exercices du corps*, l'*Exercice chez les enfants et chez les jeunes gens*, le docteur Fernand Lagrange nous fait toucher du doigt la nécessité physiologique de l'activité musculaire; il sait donner un sens précis aux mots fatigue, courbature, surmenage, entraînement; il nous fait honte de notre insuffisance, et cependant nous donne à redouter l'excès; enfin, les progrès qu'il nous propose d'accomplir ne sont pas aveuglément imités de l'Anglais, mais adaptés au tempérament national.

Aujourd'hui, nous avons à Paris et dans les provinces toutes sortes de ligues pour l'éducation physique, une infinie variété d'associations pour le sport. Elles nous ont fourni des résultats heureux, encore que plus d'une ait dépassé le but en donnant à quelques enfants, avec un léger goût de cabotinage, tout de même trop de dédain pour l'intellectualité, et que les clairons des sociétés de gymnastique fassent vraiment bien du vacarme, les dimanches d'été, sur l'impériale de nos trains de banlieue!

Je voudrais essayer, pour le public auquel
je dédie ces petites causeries, de dégager des
expériences déjà faites quelques notions
essentielles, et d'établir quels genres d'exercices il faut faire donner à nos fils.

*
* *

Tout d'abord, sachons bien que la fatigue
est une; que c'est toujours un phénomène
cérébral, et que, par conséquent, les parties
de notre cerveau qui commandent aux mouvements de nos jambes et de nos bras sont
susceptibles d'épuisement au même titre que
celles qui président à la lecture, à l'écriture
ou à l'articulation des mots. Voici un enfant
las d'un long travail de l'esprit; gardons-nous
de croire que nous lui donnerons du repos
en lui infligeant l'obligation de rudes efforts
musculaires : nous n'aboutirions qu'à ajouter
une fatigue à une autre fatigue.

De cette loi de physiologie, on doit tirer les quelques conclusions pratiques que voici :

1° Il conviendrait de remanier les programmes de nos lycées et de nos collèges, de telle sorte que les heures de classe soient un peu moins longues, et les récréations un peu plus fréquentes. Il faut demander aux enfants plus de travail intellectuel en moins de temps : nous obtiendrons d'eux une attention d'autant plus soutenue qu'ils sauront que l'application qu'on exige d'eux est plus brève.

2° Les exercices physiques auxquels ils se livreront devront être relativement modérés et d'intensité graduée, sous peine de prompt épuisement nerveux pour les plus faibles, c'est-à-dire pour ceux que nous voulons fortifier.

3° La fatigue étant un phénomène cérébral, il faut multiplier ceux d'entre les exercices physiques qui se font avec la moelle épinière, c'est-à-dire automatiquement, aux

dépens de ceux qui se font avec le cerveau
et qui exigent une intervention constante
de la volonté.

Exemples : la gymnastique athlétique,
aux anneaux, à la barre fixe, aux barres
parallèles, exige constamment l'effort de
volonté; elle a, d'ailleurs, l'inconvénient de
ne développer que certains muscles des bras
et du thorax, et de n'avoir que très peu d'influence sur l'activité de la respiration et de
la circulation; il faut donc la bannir et la
remplacer par la gymnastique hygiénique,
toute de mouvements qui n'exigent point de
tension d'esprit, mais qui assouplissent le
corps, activent toutes les fonctions de l'organisme et accélèrent la nutrition.

Je suis aussi d'avis de proscrire l'escrime,
au moins chez les jeunes enfants. L'escrime
a les inconvénients multiples de ne pas développer symétriquement les deux côtés du
corps, d'exiger une attention, et chez les
nerveux une crispation d'esprit incessante,

et d'être tout en à-coups prompts, en gestes de se fendre, de fondre sur son adversaire. Il peut être fort utile dans la vie de savoir tenir une épée; d'autre part, je crois que ce jeu peut être d'une bonne thérapeutique pour un homme de cinquante ans arthritique ou un peu obèse. Il est mauvais pour les enfants.

4° Il importe que l'exercice physique ne soit pas, pour nos écoliers, une corvée pénible. Tâchons d'en faire un agrément. Réduisons donc au minimum les cours obligatoires de gymnastique, même suédoise, hygiénique et rationnelle; trouvons-leur des jeux en même temps amusants et utiles.

*
* *

Il est certain que les établissements religieux d'éducation ont compris cela depuis fort longtemps, et que, sous ce rapport, on ne saurait nier leur supériorité sur les établissements d'enseignement secondaire de l'Université. Chez les Pères Jésuites, où j'ai passé quelques années de ma jeunesse, j'ai fait de bien ennuyeuse philosophie, et le cours d'histoire naturelle était, certes, au-dessous de tout; mais, aux récréations, on était contraint de jouer; les Pères eux-mêmes, retroussant leur soutane, enta-maient, sans le moindre respect humain, une partie de paume, de ballon au camp ou de barres. Il me souvient d'un certain jeu de chars, où celui qui traînait s'acti-vait à la course, tandis que l'autre, debout sur une étroite plate-forme, sans autre appui que ses rênes de corde, faisait un effort in-cessant, bien vite automatique, pour se tenir en équilibre. C'étaient là des ébats hardis, vraiment sains et pleins de gaieté.

*
* *

Comme il y a loin de ces récréations excellentes à celles des lycées, où moyens et grands se promènent, causant de femmes, devisant politique, avec des airs de gravité blasée, ou bien allant seuls et mélancoliques, jouant au petit Bonaparte à Brienne!

Il serait fort à souhaiter que l'Université prît modèle sur les établissements religieux pour les jeux mouvementés, rendus obligatoires. Malheureusement, au lycée, le surveillant, le *pion* n'est guère populaire. Sa morgue, née de sa timidité, l'empêchera longtemps de se mêler aux ébats des élèves. Mais, qui réformera le pion?

En attendant, l'Université devrait faire, de la promenade un peu sotte et sans attrait, que les élèves n'aiment guère, un exercice intéressant, progressivement gradué, un entraînement à la marche, coupé de pas de gym-

nastique. La marche et la course constituent,
en effet, la manière d'activité physique la
plus simple, la moins fatigante, et la plus
heureuse, au point de vue de l'ample fonctionnement des plus divers organes, et de
l'activité de la nutrition.

Au même rang, parmi les exercices les
plus recommandables, il faut mettre la bicyclette, inoffensive pour les enfants au-dessus
de sept ans, à la condition expresse qu'ils
en feront avec modération, une heure par
jour au maximum, qu'ils pédaleront en terrain plat ou médiocrement ondulé, qu'ils ne
feront pas entre eux des courses de vitesse,
que le surmenage, en un mot, leur sera in-
terdit. Il est de règle, en effet, de voir la
fatigue d'un sport, auquel on est insuffisamment entraîné, devenir, à l'époque de la
croissance, la cause déterminante, le prétexte
à l'éclosion d'une maladie infectieuse, ty-
phoïde, diphtérie, rougeole ou scarlatine.

Viendront ensuite la natation, qui complète fort heureusement le bain froid[1], déjà tonique par lui-même, et la noble équitation, que détrône de jour en jour l'envahissante bicyclette.

.*.

Quant aux filles, de qui l'éducation physique est à peu près nulle aujourd'hui — relisez donc, à ce propos, les belles indignations d'Herbert Spencer sur les récréations dans les *boarding schools for young ladies* de son voisinage — il faudrait remettre en honneur non pas le saut à la corde, que plus d'un spécialiste (le Dr Lévy notamment) accuse de mille maux, mais le joli volant, les « grâces », le crocket, le tennis. Il fau-

---

1. L'eau froide rend de signalés services au point de vue de « l'élevage » de l'enfance. Encore faut-il n'en user qu'avec discernement. Je connais de petits nerveux qui suffoquent, pâlissent et littéralement asphyxient dans l'eau froide. Sachez les y accoutumer avec méthode, très progressivement, en les astreignant à remuer beaucoup, à dépenser en mouvements extrêmement actifs l'extrême excitation procurée à leurs centres nerveux par le contact du milieu glacial où ils baignent.

drait même — seule une mode pourrait vaincre le respect humain — en revenir aux danses en plein air, aux rondes eurythmiques, aux pas chantés et marchés à la fois, qui jadis contribuèrent, pour une part indiscutable, à rendre belles et de démarche noble les filles de l'Hellas, les jeunes Grecques, qui ne connaissaient point l'estomac dilaté, les *ptoses viscérales*, et n'étaient pas neurasthéniques.

CHAPITRE II

L'alimentation.

Sommaire. — Influence de la nutrition sur la valeur physique et morale de l'enfant. — La nourriture dans les lycées. — Ration d'entretien et ration de croissance. — Alimentation carnée et régime végétarien. — Le repas du matin; le goûter; le silence pendant les repas.

Dans un essai, si modeste soit-il, d'hygiène et d'éducation des enfants, le chapitre consacré à l'alimentation doit être long et détaillé, parce qu'il est de grande importance. Il faut croire, en effet, que de la façon dont seront nourris nos enfants — et aussi, bien entendu, de la façon dont ils assimileront la nourriture qu'on leur donnera — dépendra la régularité de leur croissance, et propre-

ment la qualité de leurs tissus, du tissu cérébral notamment, dont l'intégrité est indispensable à l'activité de l'esprit.

Quand l'abbé de Tourville, M. Demolins,
M. Jules Lemaître et M. Hugues Le Roux
sont venus nous dire : « Peuples à formation communautaire, efforçons-nous de ressembler aux peuples à formation individualiste, aux Anglo-Saxons, sous peine d'être
vite anéantis par eux; apprenons à quitter
la maison paternelle et à coloniser, abandon-
nons à un petit nombre d'intellectuels les
professions libérales — qui ne sont en réalité que des professions quasi parasitaires
— pour nous occuper de commerce, d'industrie et d'agriculture, seuls travaux vraiment nourriciers », ils nous ont donné là
une grande idée directrice.

Mais, si nous voulons égaler les Anglo-
Saxons en puissance vitale et en force
d'expansion, efforçons-nous d'abord de nous
faire un tempérament qu'on puisse comparer

au leur. A notre fougue naturelle, un peu trop tôt découragée, tâchons de joindre ce calme dans l'action ardente, cette froide lucidité, cette persévérance et cette tenue de l'effort, qui nous ont failli quelquefois.

Nous ne semblons pas nous douter de l'influence de la nutrition sur la valeur utilisable d'un organisme humain.

On dit, et on démontre, qu'un bon nombre de peuples conquérants furent primitivement montagnards. Pour un sociologue, cela signifie seulement qu'ils furent pauvres et qu'ils convoitèrent ardemment les richesses aisées, la naturelle abondance de biens des habitants des plaines. Mais, quoique pauvres, ils auraient pu ne les vouloir que mollement. Pour un physiologiste, la signification de ce fait est plus complexe : il sait, en effet, que le montagnard tient, de son milieu aérien, une extrême énergie vitale, une constante activité de la nutrition, et une concentration du sang telle que l'habitant des

Alpes, des Pyrénées ou de la Cordillère compte de 6 à 7 millions de globules rouges, quand les habitants des plaines basses n'en comptent que 4 millions. Comme toutes les autres, la conquête du monde est une question de vigueur de tempérament, de puissance vitale.

.·.

Herbert Spencer en tête, les Anglais professent, d'ailleurs, que seules les races bien nourries sont maîtresses et dominatrices ; que les matelots et les ouvriers du Royaume-Uni sont les premiers du monde, et de beaucoup les plus actifs, parce qu'ils mangent du rumsteack et non des farineux, et tout n'est pas illusion dans cet orgueil des viandes rouges.

Leurs écoliers, qui ont bien moins d'heures de classes et d'études, et bien plus d'heures de récréations et de jeux que les écoliers de

France et d'Allemagne, apprennent, au total, autant de choses, avec moins d'effort et d'ennui, et l'on peut dire que la manière dont on les nourrit n'est pas pour rien dans ce résultat enviable. On a, d'autre part, surabondamment démontré qu'un organisme insuffisamment alimenté résiste moins aux infections microbiennes.

Or, il est bien certain qu'en France les fils de notre bourgeoisie reçoivent au lycée une nourriture à la fois lourde et insuffisante, et que, d'autre part, ceux qui vivent dans leur famille, pour être nourris d'une façon plus abondante et variée, ne le sont pas d'une façon plus rationnelle ni plus hygiénique.

Nous avons donc beaucoup à réformer sur ce point important.

Essayons d'indiquer avec précision quelle quantité et quelles sortes d'aliments nous devons donner aux enfants, pour leur constituer, dans la limite de leurs capacités individuelles, une vitalité haute, des muscles alertes, un esprit éveillé; pour leur faire un beau tempérament de résistance à la fatigue et aux contagions.

.˙.

Un enfant de dix à quinze ans, s'il grandit modérément et sans à-coups, augmente en moyenne de 10 à 15 grammes, de poids acquis, par jour. Donnons-lui donc, en plus de sa ration d'entretien, une ration de croissance. Si cette croissance est tardive, faisons-lui prendre quotidiennement, selon l'ingénieuse méthode du docteur Springer, des décoctions fraîches de céréales (blé, seigle, orge, avoine et maïs) [1].

En règle générale, nourrissons fortement

1. Consulter à ce propos la très intéressante *Étude sur la croissance* du Dr Maurice Springer, F. Alcan, 1890, et l'article du même auteur, *Traitement des troubles de la croissance*, in *Traité de thérapeutique appliquée* d'Albert Robin, fascic. I, ch. xiv; Rueff, édit., 1895.

nos filles et nos fils [1]. Ne cédons pas à cette mode aveugle qui prétend que nous les mettions au régime végétarien. Sans doute, ils y gagneraient d'être un peu plus bouffis, un peu plus gras et roses : mais vous les verriez bientôt moins vifs à l'étude et au jeu ; ils résisteraient moins aux fatigues de l'étude et du sport. Le régime végétarien ne doit être appliqué systématiquement que sur avis de médecin, et seulement à cette catégorie d'enfants qui se révèlent turbulents à l'excès, et vigoureux jusqu'à la méchanceté habituelle.

Passé cinq à six ans, le jeune animal peut

1. Dans une communication à l'académie de médecine, datant de juillet 1897, deux médecins distingués, MM. Montet et Carron de la Carrière, ont démontré que chez les enfants la nutrition est beaucoup plus ardente, beaucoup plus active que chez l'adulte. Il y a donc lieu de subvenir, par une alimentation très soutenue, à cette accélération de la vitalité. Le régime végétarien ou semi-végétarien convient beaucoup plutôt à l'homme mûr et au vieillard qui, la plupart du temps, ne fait que hâter l'usure de ses organes de nutrition et d'élimination, en les surchargeant à un moment où naturellement ils tendent à ralentir leur intensité fonctionnelle.

être carnivore sans inconvénients — surtout en hiver et dans les climats froids. Dans le Midi, le grand soleil supplée jusqu'à un certain point aux nourritures substantielles. Logiquement, les élèves d'un lycée de Lille, de Besançon ou de Nancy, au cœur de l'hiver, devraient avoir une ration de viande à peu près double de la ration donnée en juin et en juillet aux élèves des pensionnats de Pau ou de Marseille.

En Angleterre, pays de brumes froides, on donne aux enfants des collèges 300 grammes de viande rôtie par jour. C'est trop pour nos enfants de France. Mais nos rations actuelles sont tout à fait insuffisantes, si nous voulons pousser nos fils aux exercices musculaires, et leur demander en même temps une forte tension d'esprit. Je propose 150 grammes pour les petits, 200 grammes pour les moyens, 250 grammes pour les grands.

*
* *

Un enfant de cinq à quinze ans doit faire quatre repas par jour, quatre repas constitués d'une manière plus logique qu'ils ne le sont communément.

Dans beaucoup de familles, c'est le repas du soir qui est le plus copieux et qui comprend les plats de résistance. Coutume assurément fâcheuse. Un enfant, qui va se coucher presque immédiatement après la dernière bouchée de son dîner, doit n'avoir dans l'estomac que des aliments légers — œufs, légumes, laitages — qui sont propres à l'engraisser sans troubler son sommeil.

Le matin, vous envoyez vos marmots à l'école en les lestant à peine d'une tasse de chocolat, d'un peu de soupe ou d'un chiffon de pain. Et vous voulez qu'avec cela, après les longues heures d'inanition de la nuit, ils vous fournissent, jusqu'à midi, cinq heures

d'attention soutenue, que leurs cellules cérébrales anémiées, ratatinées, mal irriguées
de sang, comprennent et retiennent cent
choses ennuyeuses et souvent difficiles?
C'est absurde, tout simplement. De cette
méthode il résulte que, pendant toute la
matinée, l'esprit n'est qu'en demi-tension,
qu'en demi-réveil. Quand arrive le repas de
midi, les appétits sont trop gloutons; la
digestion s'en ressent, et toute la journée
en reste compromise. Conclusion : à sept
heures du matin, le repas d'un collégien
devrait se composer de deux œufs, d'un bon
morceau de pain enduit de beurre de bonne
qualité, et, sinon d'un morceau de viande,
du moins d'une tasse de lait très légèrement
teinté de café noir. Ainsi lesté, il pourra
fournir, le matin, d'un cerveau moins distrait, une besogne plus active, avec moins
de fatigue.

Donner, à goûter, du pain sec est encore
une faute. A quatre heures, au sortir d'une

longue classe, au commencement d'une longue étude, le collégien devrait prendre quelques aliments confortables, et boire, en hiver, quelque breuvage chaud.

Le repas du milieu du jour doit demeurer le principal : c'est celui où il faut manger une ample ration de viande, seul aliment vraiment réparateur.

*
* *

Dans un grand nombre de collèges, on a conservé la monacale coutume du silence et de la lecture spirituelle (j'entends religieuse) ou instructive, pendant le déjeuner. Je trouve cela malhabile et vraiment quelque peu barbare, pour de pauvres gamins condamnés déjà à ne parler qu'aux récréations, soit trois heures sur vingt-quatre. Et savez-vous ce qui se passe? Mortellement ennuyés par cette classe supplémentaire ou ce sermon inopportun, les enfants bâclent leur repas, s'entendent d'un accord tacite pour en avoir vite fini, et pour être plus tôt en récréation. Ils mettent les bouchées doubles et digèrent d'autant plus mal.

On dirait, véritablement, que les régimes où les éducateurs français s'attardent, n'ont d'autre but que de tuer en nous, dès la jeunesse, tout sens droit de la vie, tout esprit de libre expansion et d'initiative — et de nous fabriquer à tout jamais de déplorables estomacs. Tout se passe, au collège, dans un état chronique de demi-abrutissement. On joue à moitié, on travaille à peu près, on est attentif plus ou moins, on digère approximativement, on assimile tant bien que mal les aliments de l'esprit et du corps. On ne fait rien avec intensité. C'est cela qu'il faudrait changer, pour lutter à armes égales contre les races qui nous menacent de toute leur vitalité.

Nous verrons, dans le prochain chapitre, quels aliments il faut choisir et quels autres il faut redouter pour « l'élevage » de nos fils.

CHAPITRE III

L'alimentation (*suite*).

En France, il est de tradition nationale, et de dogme pour ainsi dire, qu'il faut manger du pain et de la soupe, beaucoup de pain et beaucoup de soupe, pour grandir et devenir fort. C'est au propre, non au figuré, que nous supplions Dieu, dans nos prières, de nous donner le pain de chaque jour. En prononçant les mêmes mots, l'Anglo-Saxon évoque l'image très précise d'une large tranche de bœuf rôti, flanquée de pommes de terre bouillies, et si ses lèvres disent *bread*, son cœur demande au Lord de ne pas le laisser manquer du « beefsteack » quotidien.

Nous autres, nous avons la superstition du potage. Tout le monde en mange chez nous, et tout le monde en bourre ses enfants. Bretons et Bourguignons, Normands et Provençaux, Gascons et Flamands, Beaucerons et Lorrains, gens du monde, soldats, ouvriers, paysans, servent avec amour la soupe chaude et se réjouissent familialement, quand on emporte le couvercle, à la voir fumer sous la lampe. Des hygiénistes comme Jules Rochard et Fonssagrives la recommandent, en hommes qui paraissent la chérir fort, pour leur propre compte. Dans sa *Réforme de l'enseignement secondaire* (1874), Jules Simon nous parle avec un véritable attendrissement de « cet aliment national, primitif mais si simple, si nourrissant, si digestif, si honnête !... »

Au risque de heurter d'aussi vivaces traditions, il faut dire que, si notre race est assez généralement courtaude, grassouillette et médiocrement musclée, ce n'est pas seulement parce qu'elle s'abstient d'exercices physiques, mais aussi parce qu'elle se nourrit, en excès, de soupes, de sauces et de mie de pain.

*
* *

Notre imentation nationale fait plus de graisse que de muscles : aussi nous conduit-elle à une certaine mollesse de corps et d'âme, et finalement à l'amour des professions sédentaires. Bien loin de nous valoir cette haute vitalité qui pousse aux bonnes et fécondes aventures, aux expatriations hardies, aux entreprises d'initiative individuelle, elle nous mène au rond de cuir. Pour une part plus grande que nous ne voulons croire avec les habitudes invétérées de nos esprits, la qualité de notre alimentation et la valeur de notre nutrition contribuent à faire de nous un peuple de fonctionnaires, une nation d'employés de bureau. Ce n'est pas là le seul motif de nos coutumes casanières, mais c'en est un, dont il faut tenir compte.

Certes, il y a des contrées pauvres où l'on ne peut que très mal se nourrir, et je vois bien des conditions sociales médiocres ou misérables qui font que tout le monde ne peut manger de la viande grillée tous les jours à tous les repas. Mais, grâce à une connaissance plus exacte de leurs véritables qualités nutritives, il ne tient qu'à nous de trouver dans les mets les plus humbles, dans ceux qui sont à la portée des plus petites bourses, de quoi constituer une alimentation rationnelle, de beaucoup supérieure à celle qui est restée la nôtre, sans presque se modifier, depuis le temps où nos ancêtres ont cessé de manger les glands des forêts de la Gaule.

Voici, à ce sujet, quelques notions directrices, désencombrées de tout l'attirail — inutile pour nous — des formules chimiques.

Pour les examens des brevets, on apprend à nos jeunes filles une foule de connaissances, aussi abstraites que possible, sur les trois sortes d'aliments qui nous sont nécessaires, les albuminoïdes, les graisses et les hydrates de carbone. Peut-être serait-il plus sage et plus simple de leur enseigner les quelques faits concrets qui suivent, dont l'utilité serait plus immédiate pour la tenue de leur ménage et la prospérité de leurs futurs marmots.

*
* *

Aliment exquis, le bouillon est aussi peu nourrissant que possible. Tenons-le simplement pour ce qu'il est, pour un apéritif, pour un assez bon stimulant de la fonction digestive. Encore faut-il le supprimer si nos enfants digèrent mal, et s'ils donnent des signes de ce qu'on nomme l'*auto-intoxica-tion*. Il arrive, en effet, que notre organisme s'empoisonne littéralement de certains aliments que tolèrent les estomacs solides, mais qui subissent, dans un appareil digestif fatigué ou malade, des fermentations anormales. Le bouillon, excellent milieu de culture, est du nombre.

Quant aux soupes maigres, n'en donnez que de très épaisses et semblables à des purées. Point de ces potages liquides où nagent de minces tranches de mie : c'est le type de l'aliment encombrant et inutile. Il ne peut être bon qu'à réchauffer un peu pendant l'hiver.

Ne croyez pas non plus, malgré ce que disaient nos pères, qu'il faille gorger nos enfants de pain. Le pain n'est vraiment secourable qu'aux pauvres gens, privés d'autres aliments azotés — encore un bon plat de lentilles ferait-il bien mieux leur affaire, — et à nos collégiens que n'a pas pu rassasier la triste pitance du réfectoire ; le pain supplée tant bien que mal, plutôt mal, à l'insuffisance de l'alimentation carnée. Encore faudrait-il qu'il fût de bonne qualité. Le pain complet est indigeste et le pain blanc peu nourrissant. La mie chaude, ou simplement tendre, nous met dans l'estomac une étouffante éponge. Donnons à nos enfants, sinon du pain grillé — qui garde toutes ses vertus nutritives, en devenant beaucoup plus facile à digérer, — du moins du pain rassis, et plus de croûte que de mie. Le pain de munition paraît être celui qui se rapproche le plus de la composition indiquée comme la meilleure par MM. Galippe et Barré [1].

1. Voir Galippe et Barré, *Le Pain*, 2 vol. de la collection des Aide-Mémoire ; Masson, édit.

* *

Une bonne manière d'engraisser un gamin trop maigre est celle qui consiste à lui donner, à tous ses repas, du pain rassis ou du pain grillé froid, enduit de beurre de bonne qualité, saupoudré de sel gris. Le beurre l'engraisse; le sel aussi, parce qu'il le fait boire. Comme breuvage, donnez du lait, de préférence du lait cru (de vache non tuberculeuse, cela va sans dire) ou bien du lait stérilisé. Le lait n'a d'inconvénients qu'en cas de dilatation d'estomac, maladie d'une très grande fréquence, même chez nos marmots.

En fait de laitage, des crèmes cuites, des œufs au lait, des crèmes renversées : n'y mêlez point de liqueur, ni d'aromes autres qu'un peu d'essence de citron ou de fleur d'oranger. Jamais de crème crue, de crème Chantilly, qui fermente trop aisément.

Les sucreries gâtent les dents, fatiguent

l'estomac et font de la graisse inutile. Donnons modérément même des confitures, ressource d'hiver incontestablement précieuse, mais dessert trop sucré. Le dessert type pour enfants se constitue de gâteaux secs, de crèmes cuites et de compotes peu sucrées.

Dans la saison des fruits, donnez sans trop de restriction des cerises, des pêches et des raisins bien mûrs; des pommes reinettes et de Calville dans l'arrière-saison. Mais peu ou pas de fraises, de framboises, de prunes et de poires, desserts dont le bon peuple dit qu'ils font « froid sur l'estomac », et qui sont, en effet, de digestion malaisée.

D'ailleurs, en thèse générale, un enfant ne doit pas manger de crudités. Mais le plus simple n'est-il pas de donner une liste, aussi complète que possible, des aliments nuisibles et des aliments recommandables?

A. — *Aliments de digestion difficile.*

Mie de pain et potages à la mie de pain; sauces; conserves alimentaires; viandes noires, mets épicés, gibier faisandé, poissons lourds, crustacés (homards, langoustes, écrevisses, crevettes), huîtres, coquillages; crudités; radis, salades, melons; aliments acides (vinaigre, oseille, tomates); aliments gras, foie gras, fritures, pommes de terre frites, charcuterie, rillettes; asperges, choux-fleurs, choux de Bruxelles, oignons, haricots secs; sucreries, pâtisseries, crèmes **crues**, fruits crus (énumérés plus haut), fromages gras et déliquescents.

B. — *Aliments à recommander.*

Pain grillé froid ou croûte de pain rassis; œufs (sauf les œufs durs qu'on digère malaisément); maigre de jambon d'York et de Westphalie; poissons légers (soles et merlans) grillés ou bouillis au court-bouillon (sauce blanche); si l'on fait frire le poisson, avoir soin d'enlever la peau, qui est imprégnée de friture. Viandes blanches et rouges (veau, poulet, mouton et bœuf) grillées et rôties, plutôt un peu cuites; la cuisson n'altère pas sensiblement la valeur nutritive de la viande, et la viande crue, moins facile à digérer, peut donner le ver solitaire ou d'autres vers intestinaux. Haricots verts très tendres, artichauts à la sauce blanche; purées fines et passées au tamis (pour que l'enveloppe ligneuse, fort indigeste, ne soit pas ingérée), de pommes de terre, de lentilles, de petits pois et de pois secs; purées de salades cuites : cresson, chicorée, épinards; laitues, endives et céleri au jus. Pour dessert : gâteaux secs, compotes peu sucrées, crèmes cuites; fromages de Gruyère et de Chester.

Les aliments seront préparés avec du beurre frais, de très bonne qualité. Il importe de les poivrer peu et de les saler assez fort.

***

Quant au régime des boissons, j'estime
que la sagesse serait de supprimer tous les
breuvages fermentés. Non seulement les enfants doivent ne goûter jamais aux liqueurs
et à l'alcool, mais il vaudrait mieux pour
eux ne boire ni bière, ni cidre, ni vin blanc
qui est énervant, ni vin rouge qu'on falsifie
trop aisément. L'*abondance*, telle qu'on a
coutume de la servir dans les pensions, pré-
parée plusieurs jours d'avance avec du vin
de qualité très médiocre et de l'eau mal ou
pas filtrée, est à peu près ce qui se peut imaginer de plus plat et de plus malsain.

Dans les collèges, on est bien forcé de se
soumettre à la coutume actuelle, en attendant que nos mœurs se réforment et qu'on
donne à nos lycéens quelque boisson chaude
(thé ou maté) pendant l'hiver et, en été, de
l'eau de source filtrée à la bougie de porce-

laine. Mais si vous gardez vos enfants au logis, tâchez qu'ils boivent, une heure avant chaque repas, un grand verre de lait ou d'eau. Très peu de liquide aux repas : seulement deux verres à bordeaux d'eau pure. Lorsqu'ils seront de grands garçons, vous pourrez, à la fin du déjeuner ou du dîner, leur donner un verre à bordeaux de vieux vin d'un cru quelconque de la Gironde. Mais sachez, une fois pour toutes, que l'alcool est le plus momentané et le plus trompeur des toniques. A la période d'excitation, généralement excessive, qu'il procure, succède, on peut dire toujours, une phase de prostration qui vous remet plus bas qu'avant. Je ne sais qu'un breuvage sain, c'est l'eau pure. Encore n'en faut-il pas boire beaucoup au courant du repas et pendant que se fait la digestion stomacale, sous peine de diluer le suc gastrique et de provoquer des digestions lentes. Pour les enfants débiles, dont le système osseux se forme mal, ou dont la croissance est trop hâtive, on se trouvera bien de mêler à l'eau une petite quantité de sirop de phosphate de chaux, aromatisé au citron ou à l'orange, ou quelque préparation de glycéro-phosphates.

*
* *

Telles sont les directrices d'un bon régime alimentaire. Bien entendu, il devra varier suivant les climats et suivant les saisons, et aussi selon le tempérament de chacun, selon que le jeune sujet est trop maigre ou trop gras, selon qu'il se révèle atone ou remuant, violent ou timide.

Pour terminer, une recommandation sur laquelle on ne saurait trop insister. Faites soigner les dents de vos enfants. Même s'ils n'en souffrent pas, envoyez-les, tous les trois mois, montrer leur bouche à un dentiste habile en son art, et assez doux pour que les pauvres marmots n'aient pas trop de répugnance à retourner chez lui.

Il faut que nos enfants prennent, tout jeunes, la coutume de manger lentement et de bien mastiquer. C'est de cette habitude que dépendra, pour une grande part, l'avenir de leur estomac, et de la nutrition de leur cerveau.

CHAPITRE IV

Le bain. — Le vêtement.

Sommaire. — Les jambes nues à la mode écossaise; opinion d'Herbert Spencer; MM. Bergeron et d'Heilly. — Les affusions froides; le foulard et le cache-nez. — Le gilet de flanelle et la « combinaison ». — Le costume marin.

Faut-il, de parti pris, endurcir nos enfants au froid? Au cœur de l'hiver, comme par les plus chaudes journées d'été, devons-nous les faire sortir cou dégagé et jambes nues, à la façon des Écossais? Et, de même, leur donnerons-nous en toute saison le *tub* froid d'où les Anglais semblent tirer grand bien?

Je ne sais pas de question qui divise davantage les hygiénistes et les mères.

Une dame russe, à qui j'en parlais, m'a dit avoir, au mois de décembre, fait casser la glace, au bord du lac de Genève, pour s'y baigner, avec ses quatre enfants, dont l'un en fort bas âge. Chacun de ces enfants ayant été, dès sa naissance, accoutumé systématiquement à toutes les froidures, ce n'était pas absolument une folie. Inutile de dire que je ne conseille pourtant pas aux timides mamans de France de suivre un tel exemple, à mi-chemin duquel nous rencontrerons la sagesse. Pour des gens de notre climat et de nos habitudes ancestrales, il serait tout à fait absurde de vouloir détenir le record de la résistance aux frimas; en revanche, je tiens pour tout à fait amollissant et dangereux l'excès contraire, l'élevage à la douillette, et, comme on dit, dans du coton.

Entendons-nous.

Voici un bébé né débile, en proie à tous les inconvénients de ce qu'on nomme la faiblesse congénitale. Le moindre froid aurait

raison de lui : nous ne le tirerons d'affaire
qu'à la couveuse, et, plus tard, il faudra l'entourer de précautions infinies. Mais, s'il
s'agit d'enfants de constitution robuste, pourquoi leur refuser le bénéfice de ce tonique
un peu brutal, mais excellent, du système
nerveux qu'est le froid?

*
* *

Écoutez cependant ce que dit un Anglais.

Dans son petit ouvrage sur l'*Éducation*,
auquel il faut sans cesse revenir, Herbert
Spencer fulmine avec indignation contre la
mode des jambes nues.

« L'idée répandue qu'il faut endurcir le
corps est une illusion fâcheuse, nous dit-il.
Bien des enfants sont si complètement
endurcis qu'ils en meurent, et ceux qui sur-
vivent souffrent du système suivi, soit dans
leur santé, soit dans leur croissance. Leur
air délicat dénote surabondamment le mal

qu'on leur a fait, et leurs fréquentes maladies devraient être un avertissement pour les parents irréfléchis. Des gens riches voient de jeunes paysans jouer à moitié nus et garder un air bien portant : ils en tirent la conclusion que la santé n'est due qu'à la légèreté du vêtement. On oublie que ces marmots qui gambadent sur les places de village respirent de l'air pur tout le jour, jouent et remuent sans cesse, tandis que le travail cérébral ne risque point de déséquilibrer leur système nerveux. En réalité, ce n'est pas le vêtement léger qui les rend bien portants; mais ils sont bien portants malgré le vêtement léger. La perte de chaleur animale, à laquelle ils sont continuellement soumis, est un préjudice grave pour eux. »

Et Spencer de nous donner en exemple les poneys des îles Shetland, qui supportent une température plus basse que les chevaux du sud de l'Angleterre, mais qui sont nains; les moutons du nord de l'Écosse, plus rabou-

gris que les moutons anglais; les Lapons et
les Esquimaux, et cos indigènes de la Terre
de Feu, qui sont nus sous un ciel glacé, et
que Darwin nous montre si laids et ratatinés
« que nous pouvons à peine croire que ce
soient nos pareils ».

*
* *

Voilà ce que nous dit, d'une des coutumes
les plus invétérées de son pays, un maître
de la pensée anglaise. Maintenant, Spencer
n'est-il pas un de ces savants « frileux et
sédentaires » dont parle le poète? Cette
crainte du froid, qu'il nous montre pour les
petits, ne provient-elle pas d'une sensibilité
toute personnelle?

Notons, pourtant, qu'il a pour lui un grand
nombre d'hommes compétents : statisticiens,
qui nous montrent que les enfants meurent
deux fois plus en janvier qu'en juillet; éle-
veurs, qui savent que, si l'on expose au froid

les bêtes à l'engrais, l'engraissement est retardé, à moins que l'on n'augmente dans de fortes proportions la quantité de nourriture. Et l'on peut dire, en s'appuyant sur de récentes expériences soigneusement conduites, que le froid accélère très vivement la nutrition, qu'il augmente non seulement la déperdition de calorique, mais encore la désassimilation générale, et qu'il est sage d'en redouter l'action trop longtemps soutenue.

J'ai consulté, à ce sujet, un bon nombre de médecins d'enfants, réputés à Paris pour leur sagesse et leur savoir. Presque tous se montrent hostiles à la mode des jambes nues, qu'ils accusent de provoquer des rhumes, des bronchites, des broncho-pneumonies, et de nuire à la nutrition générale en l'activant avec excès. C'est, à leurs yeux, un véritable surmenage par irritation excessive d'une périphérie sensitive. MM. Bergeron et d'Heilly, dans leur excellent article de l'*Encyclopédie d'hygiène*, convient les mères à aguerrir leurs fils ; encore finissent-ils par conseiller les bas de laine en hiver.

*
* *

De tout cela, voici, je crois, ce qu'il faut retenir.

Le froid est un tonique et un moyen hygiénique de premier ordre, à condition de ne pas être continu. En l'employant d'une façon intermittente, nous aurons tous ses avantages sans aucun de ses inconvénients.

Donc, été comme hiver, faites à vos enfants des affusions froides. S'ils sont robustes et résistants, donnez-leur d'emblée le *tub* froid, l'immersion rapide dans de l'eau à 15° centigrades, la douche froide légèrement prolongée sur les pieds. S'ils sont nerveux et plus sensibles, donnez-leur un *tub* tiède (32° environ), à l'eau salée, quitte à les asperger, pour finir, avec un peu d'eau froide, ou, mieux encore, faites-leur par tout le corps une friction au gant de crin, friction immédiatement suivie d'un lavage de la peau rougie avec un linge trempé dans un mélange d'eau de Cologne et d'eau, à parties égales.

Cela suffira pour les aguerrir, pour les empêcher de s'enrhumer facilement, pour les rendre plus résistants.

Je crois encore qu'il ne faut point leur mettre de foulard, et que l'habitude d'aller le cou nu les préservera des maux de gorge, que prennent tant d'enfants, au moindre courant d'air.

Mais, d'une façon générale, ne laissez point vos fils aller jambes nues en hiver. Pourquoi pas, tant qu'à faire, bras nus et torse découvert? Ils feront aisément la réaction de leur douche brève ou de leur bain froid; ils ne réagiront pas à la morsure continue de la bise. Gardez donc pour la saison d'été les chaussettes de fil, et, pour l'hiver, gainez leurs jambes de bas de laine dont ils changeront tous les jours, après le tub, les lainages et le linge de corps ne s'opposant plus bien à la déperdition du calorique humain, aussitôt qu'ils sont tassés par l'usage et la transpiration. Le blanchissage leur rend cet état floche, un peu velu, qui emprisonne dans les mailles du tissu une couche d'air éminemment propice à la conservation de la chaleur naturelle.

*
* *

Aucun tissu mieux que la laine ne remplit cette condition. Il faut assurément la préférer à la flanelle pour la confection des gilets et des caleçons portés au contact de la peau. On fabrique des tissus à mailles mi-parties laine et coton, qui s'adaptent bien à la forme du corps, n'entravent en rien l'amplitude des mouvements de la respiration, et satisfont à peu près à tout ce qu'on peut souhaiter. On y taillera, pour la nuit, ces vêtements si en honneur chez les Anglais, qui unissent d'une venue le gilet et le caleçon, et qu'on nomme *combinaison* (*combination*).

Pour l'été, nos enfants porteront, au contact direct, de la toile, et non point de la batiste fine, mais une toile un peu grossière — le tissu de Kneipp n'est rien d'autre — dont la rudesse sera un perpétuel et salutaire stimulant des nerfs, de la peau, et de la circulation périphérique.

* *

Les garçons auront des bretelles, afin que la ceinture du pantalon, bien lâche, ne leur comprime pas l'estomac. Ne leur mettez point de jarretières, mais bien des jarretelles ; évitez que l'élastique du bas de leurs culottes courtes comprime leur jambe et y entrave la circulation veineuse ; rien ne serait plus propre à leur préparer des varices.

Enfin, puisqu'il est entendu que nos garçons doivent aller vêtus d'une manière d'uniforme, suivons le conseil que nous donnent MM. Bergeron et d'Heilly, et, pour une fois, suivons aussi la mode qui est, ici, hygiénique et sage : habillons nos gamins non en soldats, mais en marins. L'uniforme de nos lycées, avec son affreux képi, sa tunique de facteur et son drap militaire, est ridicule, malcommode et malsain. L'uniforme de matelot, avec ses jerseys souples, ses pantalons amples, ses blouses bouffantes, et le col dégageant le cou, est, au contraire, élégant, confortable, parfaitement hygiénique. Pour les heures de jeux, il est mieux de substituer la culotte courte au pantalon long et évasé du bas.

*
* *

Quant aux filles, ayez grand soin de leur épargner d'inutiles refroidissements, surtout à l'heure délicate de la formation.

Pas de corset avant la puberté. Quand vous leur permettrez d'en porter un, faites que ce ne soit pas uniquement un objet de coquetterie et un instrument de torture, un de ces appareils à déformation continue qui compriment l'estomac et refoulent en bas le foie, les reins, l'intestin et la rate. C'est à ce corset-là que nous devons tant d'attitudes viciées, et ces descentes d'organes si fréquentes chez les jeunes femmes, et si pénibles.

Faites faire, toujours sur mesure, de ces corsets longs et droits de devant, qui prennent leur point d'appui principal sur les hanches, respectent l'estomac, maintiennent en place toutes choses et laissent à la gorge son libre développement. La race ne peut qu'y gagner en force et en beauté.

CHAPITRE V

La chambre à coucher. — Le sommeil.

Sommaire. — Choix de la chambre des enfants. — Le besoin de lumière. — Le cubage d'air. — Le mobilier; le chauffage. — Le lit. — Les heures de sommeil.

Quand on appelle un médecin au chevet d'un enfant, dans une famille aisée ou riche, habitant le plus bel appartement d'une de ces maisons, à la fois somptueuses et médiocrement confortables, qui furent construites en si grand nombre à la fin du second Empire et au commencement de la troisième République, il lui arrive souvent de trouver son petit malade logé dans une pièce étroite, donnant sur une cour grise, triste, sans soleil et sans facile renouvellement d'air. Si l'appartement est celui de l'entresol ou du premier étage avec façade au midi, les chambres de second ordre sont exposées au nord, au fond d'un puits dont les hautes parois ne laissent voir qu'une mince bande de ciel.

Or, c'est une coutume admise, et que personne ne discute, de loger les enfants dans les chambres de second ordre. Il est légitime, en effet, que le père et la mère détiennent les pièces les plus belles. Je sais des parents qui voient là comme une des prérogatives de l'autorité paternelle. C'est au nom du respect dû au chef de famille qu'ils mettent leur progéniture dans des chambrettes d'arrière-plan, et l'idée ne leur viendra pas de se demander si les petits auront à dose suffisante ces deux choses si nécessaires aux impérieux besoins de leur croissance : l'air fréquemment renouvelé et la sainte lumière.

Par lumière, j'entends, non la lumière
diffusée et réfléchie par le mur d'en face,
mais la pénétration directe, dans la pièce
entière, des rayons mêmes du soleil, avec
leurs triples qualités caloriques, lumineuses
et chimiques, indispensables à la vie.

***

« Mais, direz-vous, mon fils ne vient ici
que pour dormir ; le jour, il travaille dans
une autre pièce, à moins qu'il ne soit à
jouer sous les arbres des Tuileries ou des
Champs-Élysées. » Il ne manquerait plus que
ça qu'il dût y passer la journée ! Mais les
huit ou dix heures du séjour de nuit suffi-
sent amplement à l'en faire souffrir.

Donner pour logement à un enfant une
pièce où le soleil n'entre jamais, c'est, sinon
le vouer fatalement, du moins le prédisposer
fortement au rachitisme, à la scrofule, aux
pâles couleurs, à l'anémie, à la neuras-

thénie, à la dépression mélancolique. C'est préparer un bon terrain pour la phtisie. Une des causes incontestables de l'effroyable mortalité par tuberculose à Paris (11 000 sur un total annuel de 50 000 décès), c'est la fréquence de ces chambres d'enfant donnant sur des cours sombres et glaciales, et de ces invraisemblables logements d'arrière-boutique, où des ménages, souvent nombreux, vivent entassés dans des chambres éclairées par un jour de souffrance, par une vitre opaque donnant sur un corridor, ou par un simple vasistas qui prend jour sur une autre salle. A Londres — il faut toujours en revenir au confortable anglais — presque tous les ménages ont leur toit, leur chez eux, leur *home*, leur maisonnette pour eux seuls. Ici, nous sommes empilés en six ou sept couches d'appartements superposées, de sorte que la capitale anglaise, qui n'est pas deux fois plus peuplée que la capitale de la France, est près de cinq fois plus étendue en superficie.

Plus que nous ne l'imaginons, la lumière solaire est une source de vitalité forte et de vaillance à vivre. Si elle nous procure cette bonne allégresse qu'ont connue presque toutes les créatures de tous les temps et de tous les climats à voir se dissiper les noirs nuages et reparaître l'astre superbe, l'éblouissant flambeau dont nos pères faisaient un dieu, c'est que, mieux que tout, elle éveille les cellules de notre cerveau, c'est qu'elle avigoure nos muscles, hausse notre tonus, élève la pression du sang dans nos artères, et nous donne, par suite, ce sentiment d'aisance et de légèreté du corps, cette démarche vive, cette tendance à espérer, cet optimisme, que les Grecs désignaient du mot *euphoria*, et qui sont l'essentiel de ce que nous nommons la joie.

Ne privons pas nos enfants de soleil, puisque notre pays a cette chance d'en avoir, et d'en avoir modérément. On nous dit qu'il s'agit de tendre à égaler l'Anglo-Saxon ; « songeons, en remerciant Dieu, qu'ils n'en ont pas en Angleterre », et gardons-nous de laisser nos petits, même pendant les heures du sommeil, dans une pièce qui ne reçoit pas longuement chaque jour, la vivifiante visite de Phoïbos purificateur.

*
* *

Une chambre à coucher d'enfant doit avoir un cubage minimum de 15 à 20 mètres par tête. Autant qu'il vous sera possible, faites que chacun ait son petit logis individuel, bien à lui. En tout cas, cela va de soi, jamais deux dans le même lit.

Pas de tentures, pas d'étoffes drapées, nids à poussières, réservoirs de microbes. Pas de rideaux au lit, pas de tapis par terre, ou, du moins, un tapis mobile, qui sera battu chaque jour, battu loin de la chambre et non à la fenêtre.

La croisée devra demeurer ouverte la plus

grande partie du jour. En hiver, on la fermera un peu avant la disparition du soleil.

A ce moment il sera bon de faire dans la cheminée — point de poêles mobiles ni de calorifères — un bon feu de bois qu'on laissera s'éteindre une heure avant le moment du coucher. Il est mieux, en effet, pour qui n'est pas malade, de dormir dans une chambre sans feu. A condition d'y accoutumer progressivement les enfants, je vois de sérieux avantages à placer à leurs fenêtres une ou deux vitres percées de trous en nombre suffisant pour que l'air se renouvelle continuellement et pour que la pièce, au matin, n'ait pas cette abominable odeur de transpiration, de renfermé, d'air vicié, qui n'est pas sans de sérieux inconvénients. Songez que nos aïeux vivaient dans des chambres immenses, beaucoup moins calfeutrées que les nôtres, qu'il passait de l'air sous leurs portes, et que notre époque est assurément celle où l'on aura respiré le moins d'air vif, grâce à l'encombrement des maisons, aux appartements trop restreints, à la multiplicité des calorifères et aux fermetures modernes ultra-perfectionnées.

Pour que l'aération de jour se fasse largement, l'enfant devra jouer et travailler dans une pièce autre que celle où il couche.

**

Meublez-la d'un mobilier simple et luisant : chaises de paille, armoire, toilette et table de pitchpin.

Au chevet du lit, près de quelque pieuse image, le portrait des parents. Partout ailleurs, les vives, riantes et charmantes lithographies en couleurs de Jules Chéret.

Le lit, très long, pour qu'on s'y étire et qu'on y grandisse à l'aise, aura l'étroitesse suffisante pour que l'on ne puisse guère s'y replier, comme on dit, en chien de fusil.

Ce sont de bonnes conditions pour pousser droit.

Choisissez-le en fer ou en cuivre verni. Un sommier à ressorts visibles, commode à nettoyer, un matelas de crin et de laine mêlés, un traversin de crin en forme de pupitre bas. Point d'oreillers de plumes, ni de ces couettes trop douillettes et chaudes où s'amollit le corps.

Pas d'édredon, non plus ; des couvertures de laine ou de coton, en nombre modéré. Un enfant trop couvert transpire, ou passe des nuits nerveuses, des nuits de mouvements, de cris, occasionnés par des rêves pénibles. N'oublions pas, pourtant, que, de trois à cinq heures du matin, notre organisme, tombé au minimum du taux de ses oxydations, et subissant le contre-coup du refroidissement de l'atmosphère, éprouve une baisse de température d'un bon demi-degré. On peut placer au pied du lit un couvre-pied supplémentaire que l'enfant, automatiquement et quasi sans se réveiller, peut très bien s'habituer à tirer sur lui quand il éprouve obscurément la sensation de fraîcheur matinale.

Point de boules d'eau chaude. Si votre fils a froid aux pieds, donnez-lui tous les soirs, un peu avant son dîner, un petit bain de pieds, chaud d'abord, puis brusquement refroidi à la fin. Vous éviterez de la sorte cet état de transpiration glaciale des extrémités qui est l'indice d'une faiblesse organique, qu'elle contribue, du reste, à entretenir.

**

Et maintenant, dans la journée de nos petits, combien d'heures devons-nous abandonner à la réparation des forces par le sommeil ?

Nous inspirant de cette loi de nature par où le nouveau-né dort presque constamment, et le vieillard fort peu, nous établirons une échelle décroissante , à mesure que les enfants s'avanceront vers l'âge adulte.

Un enfant de cinq à huit ans doit dormir de huit heures du soir à sept heures du matin, soit onze heures;

Un enfant de huit à douze ans doit dormir de neuf heures du soir à sept heures du matin, soit dix heures;

Un enfant de douze à quinze ans doit dormir de neuf heures et demie du soir à six heures et demie du matin, soit neuf heures.

Un peu plus tard, il sera bon de les entraîner peu à peu à se contenter de sept heures de sommeil, car c'est assurément une force dans la vie que de pouvoir rester en plein éveil dix-sept heures de suite.

Par contre, si vous avez affaire à des enfants malingres, maigrichons, énervés, trop remuants, donnez-leur, si cela est possible, l'habitude, excellente pour eux — pour eux seulement — de dormir une demi-heure ou une heure après le repas de midi.

Évitez avec soin de faire veiller vos enfants. Ne les conduisez au théâtre qu'en matinée, et encore! Couchez-les, soit immédiatement après la dernière bouchée du dîner, soit après une grande heure de jeu, l'hiver, et de promenade, l'été.

Donnez-leur l'habitude de s'endormir et de se réveiller toujours exactement à la même minute. Aussitôt éveillés, qu'ils se jettent à bas du lit et qu'ils commencent leur toilette. Ceci est un point important, non pas seulement d'hygiène, mais aussi de saine morale.

CHAPITRE VI

Les vacances.

Où nos enfants doivent-ils passer leurs vacances et comment les faut-il régler? C'est une question qui a, je crois, son importance.

Au lendemain d'une distribution de prix, une mère, de qui l'orgueil avait été déçu, me disait, me montrant son fils, gamin de neuf ans poussé trop vite, maigre, veule et dénué d'entrain à vivre :

« En voilà un qui n'a pas besoin de vacances ! Il n'a rien fait cette année. »

J'eus peine à lui faire comprendre quelle fâcheuse erreur elle commettait là. Avec nos routinières habitudes d'esprit, et notamment avec cette vieille croyance aveugle au libre arbitre, qui nous donne à envisager toutes les créatures humaines comme également responsables de leurs actes, nous nous empêchons de comprendre les causes vraies, et par conséquent le remède possible, d'un état d'âme aussi peu compliqué que la paresse d'un écolier.

Chez celui dont je parle ici, l'indolence d'esprit allait de pair avec l'indolence du corps, et non seulement avec une certaine nonchalance de tenue, indice d'une médiocre tonicité musculaire, mais encore — je pris soin de m'en assurer — avec un véritable ralentissement de la nutrition, avec tout un ensemble de signes de vitalité basse.

Je me gardai bien d'en rien dire à mon jeune collégien, qui eût pu trouver là de bons prétextes à justifier sa mollesse. Je lui annonçai, cependant, qu'on allait l'aider à mieux faire. Sa mère, non sans hausser quelque peu les épaules, consentit à lui procurer des vacances fortifiantes, sans cesser de l'astreindre, sur ma requête, à deux heures par jour de travail surveillé. L'année scolaire qui vint après fut infiniment moins fâcheuse. Sans atteindre les premiers rangs, l'enfant sut se maintenir dans une moyenne honorable; son cerveau se meubla, cependant que s'atténuait sensiblement sa veulerie de corps, le nonchaloir de son allure.

Soyez convaincus qu'un gamin paresseux a, pour le moins, autant besoin de vacances que le petit garçon modèle et quasi remonté à la mécanique, qui ne manque pas un devoir, n'encourt pas une punition, conquiert tous les prix de sa classe et fait l'orgueil de ses parents, sans efforts, grâce à la naturelle vigueur et à la précoce harmonie de son intelligence. N'usons jamais, comme punition, de la privation des vacances.

*
* *

Je n'écris point ici pour ces enfants, quasi parfaits, de qui le corps ni l'âme n'ont aucun besoin d'hygiène. Attachons-nous à qui nous pouvons faire quelque bien, à cette petite personnalité molle que nous venons d'envisager, ou à cette autre, turbulente, irascible, prompte à la violence, rebelle comme la première — mais pour des raisons opposées — à l'application intellectuelle, au travail attentif.

Comment allons-nous faire pour que leurs vacances soient bonnes, toniques et calmantes, réparatrices et préparatrices, pour qu'elles fournissent à ces petits cerveaux une provision de vigueur, une réserve de santé?

Ne leur donnons pas de remèdes; les remèdes sont bons à la ville et pendant la saison du travail. En vacances, rien que de l'hygiène, et de la plus simple.

Et d'abord, il faut changer d'air, il faut quitter l'endroit où l'on a coutume de vivre.

Vous qui n'êtes point riches, sachez que les lointains voyages et les coûteux séjours ne sont pas indispensables. Un enfant, à Paris, change d'air en passant deux mois sur les hauteurs du Mont-Valérien, de Meudon ou de Montretout. L'air y est vif, et le vent, qui souvent souffle de l'ouest, y vient avant d'avoir fait la provision de vilaines choses que lui versent toutes les fenêtres de la grande ville.

Mais vous qui pouvez sans dommage dépenser un peu plus d'argent, partagez vos vacances. Pendant les trois semaines les plus chaudes, fin d'août et commencement de septembre, menez vos enfants à la mer. Choisissez-leur une plage de sable où, de longues heures durant, ils pourront jouer à creuser des fossés, à édifier des châteaux sur la grève mouillée, ou à piétiner dans les petites vagues, cheveux au vent, chevilles encernées d'eau saline et d'écume.

Fuyez les endroits élégants et mondains. Demeurez avec vos petits. Jusqu'à un certain âge, donnez-leur la vie de famille. En hiver, leur collège ou leur couvent, vos affaires ou votre monde vous tiennent assez éloignés d'eux. Profitez des vacances pour les connaître mieux, pour qu'ils vous connaissent aussi, pour qu'ils vous aiment un peu plus. Mamans coquettes qui jamais ne vous reposez de plaire et ne vous fatiguez des compliments des hommes, craignez de donner à vos fils, et plus encore à vos filles précoces, le spectacle de galanteries et de frivolités. Sachez qu'il y a des enfants, beaucoup d'enfants, qui comprennent obscurément que vous êtes hors du devoir, d'autres qui sont cruellement jaloux, et que le type de petite fille créé par Zola dans *Une page d'amour* n'est pas de pure imagination.

*
* *

J'ai reçu, à ce propos-là, de bouleversantes
confidences. Je connais un petit garçon, déjà
méditatif et triste — il a neuf ans — qui est
près de haïr sa mère pour ses coquetteries.

En tout cas, si vous ne sauriez vivre sans
passer vos soirées dans quelque casino ou
« chez des gens très bien », auparavant, cou-
chez et endormez vos petits de bonne heure,
pour les faire lever à l'aube. Les veilles, le
spectacle, même innocent, la musique, même
dansante, ne valent rien pour eux.

Pour peu qu'ils soient nerveux, ne les bai-
gnez que peu ou presque pas, hormis dans
une baie parfaitement paisible, sans vagues
et sans lames de fond. L'enfant nerveux
étouffe dans la mer dont le mouvement et le
froid le stimulent trop vivement, le suffoquent, l'énervent. Contentez-vous de le trem-
per dans l'eau quelques secondes ou, mieux

encore, de lui donner tous les matins un bain d'eau de mer tiède, tranquillement, dans la baignoire. En revanche, il peut demeurer de longues heures les jambes nues dans le sable ou dans les vaguettes du bord.

En moyenne, le séjour au bord de la mer doit être de quinze à vingt jours, guère plus.

**

Vous les amènerez ensuite à la campagne, où vous pourrez, dans une maison saine, de préférence sur des coteaux boisés, ou bien à la montagne, entre 600 et 1000 mètres d'altitude. Un Suisse, le pasteur Bion, et un Français, M. Cottinet, administrateur de la caisse des écoles du neuvième arrondissement, qui ont imaginé et mis les premiers en pratique les colonies scolaires de vacances, ont obtenu du simple séjour à la campagne, ou dans les Alpes, des résultats vraiment intéressants. Leurs écoliers engraissent en

moyenne de cinq à sept livres en trois semaines ; au retour de la colonie, leur augmen-
tation de poids dépasse de quatre à huit fois
l'accroissement normal.

Passé quinze ans, confiez vos garçons à
des caravanes scolaires, envoyez-les ou em-
menez-les voir du pays, achever d'apprendre
sur place une langue vivante ; enseignez-leur
à quitter aisément le toit paternel et le pays
natal, donnez-leur l'amour du voyage, l'intérêt des pays ignorés, éloignez d'eux la
crainte de s'expatrier pour un temps. Mais,
pendant leur seconde enfance, tant que la
croissance les rend fragiles et les fait acces-
sibles aux maladies contagieuses, tâchez de
rester auprès d'eux.

*
* *

A la campagne, donnez-leur une grande
liberté d'allures : tâchez surtout de leur laisser quelque initiative. Apprenez-leur à mener

à bien beaucoup de choses par eux-mêmes, à fabriquer une motte de beurre et à aller toucher un chèque à la ville, à atteler un cheval, à le conduire, et à distinguer le froment de l'avoine, un frêne d'un pommier.

N'abusez pas des excursions très variées et très multiples. Pour de jeunes cerveaux, les journées pareilles et un peu monotones ont de très réels avantages. S'ils sont débiles et maigres, obtenez qu'ils dorment une heure après leur déjeuner. Vers quatre heures, avant le goûter, donnez-leur un bon *tub* à l'eau salée tiède, progressivement refroidie.

Enfin, faites-les travailler.

Oh! pas beaucoup! Je vous propose une heure le matin, et le soir une demi-heure.

Tout juste ce qu'il faut pour leur faire comprendre que le repos est une chose qui s'achète, que le travail est une sorte de pain quotidien, et pour leur donner chaque jour la sensation, plus que toute autre nécessaire, d'un devoir accompli, d'une récréation méritée.

Voici, d'ailleurs, comment je vous propose d'établir leur petit règlement de vie :

A 7 heures. — Lever, ablutions matinales, premier déjeuner.

De 8 à 9 — Travail au grand air, fenêtres ouvertes -ou, mieux encore, sur une terrasse, dans un jardin, à l'ombre fraîche des grands arbres.

De 9 à 12. — Jeux et sports.

A midi très précis. — Déjeuner; puis, sieste d'une heure.

De 2 à 4. — Jeux dans une salle fraîche ou sous les arbres.

A 4 heures. — Tub et goûter.

De 4 h. 1/2 à 5 h. — Étude.

De 5 à 7. — Promenade.

A 7 heures. — Dîner.

A 8 heures. — Le lit.

Au cours d'une journée pareille, les enfants ne connaissent point cet ennui qui les prend parfois à ne jamais rien faire que jouer, et ils arrivent à la fin des vacances, refaits, avigourés et pourtant assez peu désaccoutumés de l'étude pour que la remise en train de leur jeune cerveau ne soit pas trop pénible.

CHAPITRE VII

Le cerveau de nos enfants.

Sommaire. — La médecine et l'éducation morale. — Le système nerveux de l'homme; les nerfs sensitifs et les nerfs moteurs. — Le cerveau; idée sommaire des localisations cérébrales. — Relations sensitives et motrices de l'écorce cérébrale avec le monde extérieur.

Nous venons d'acquérir quelques notions claires sur la façon dont nos petits doivent se vêtir, s'alimenter, s'ébattre et prendre du repos, pour que leur croissance se fasse librement et pleinement, pour que leur développement physique s'accomplisse d'une manière à la fois intense et harmonieuse. L'hygiène mieux entendue nous promet un bon nombre de filles et de gars robustes, sains et beaux. Tâchons de faire un pas de plus.

Envisageons maintenant la question, moins aisée, de savoir si la science médicale moderne, grâce à l'intelligence de plus en plus profonde des conditions de la vie, et aux ressources thérapeutiques de plus en plus ingénieuses dont elle dispose, peut vraiment quelque chose pour aider à l'amélioration de l'état d'esprit, du moral.

Oui ou non, le médecin — dont vous m'accordez bien que les avis peuvent rendre de signalés services en matière d'éducation physique et d'élevage humain, pour employer l'expression chère à Herbert Spencer — peut-il intervenir utilement dans l'éducation intellectuelle et dans l'éducation morale ?

A une question de ce genre, encore mal étudiée et toute neuve, en dépit des plus antiques rabâchages sur la *mens sana in corpore sano*, vous sentez bien que nous ne répondrons ni par de longues dissertations,

ni par de simples affirmations. Je vous mon-
trerai des exemples, je vous raconterai des
faits, je vous dirai ce que mon métier me
met à même d'observer sans cesse.

*
* *

Mais il nous faut, auparavant, prendre
contact avec certaines notions indispensables
à l'intelligence de ce qui doit venir après.

Lecteurs qui m'avez suivi jusqu'ici, laissez-
moi, si je peux dire, vous prendre par la
main, pour vous conduire à la découverte de
cette chose merveilleuse, point culminant des
trois règnes de la nature, chef-d'œuvre de la
création, qu'est le cerveau de votre enfant.

Ne craignez point de moi d'âpres leçons
d'anatomie. Aidés de quelques figures extrêmement simplifiées, vous allez apprendre
à connaître ce prodigieux et, au demeurant, fort simple mécanisme, par où votre
fils voit, entend, écrit, parle, se souvient,

et commence à comprendre, à penser, à juger, à vouloir, à agir.

Les progrès magnifiques que vient de faire, en moins de trente années, la science des fonctions du cerveau, me permettent de vous donner en peu de mots des connaissances fermes, positives, qu'il est facile de mettre à la portée des esprits les moins entraînés à ce genre d'études, des femmes qui ne sont rien que mères de famille.

Une seule recommandation préalable. Sachez que les notions qui suivent sont admises d'un commun accord et enseignées par les savants de tous pays et de toutes croyances, spiritualistes ou athées, professeurs des Facultés catholiques ou des Universités de l'État. Je prie donc qu'on ne me traite point d'hérétique ni de grossier matérialiste si, pour éviter mille périphrases, on me voit désigner des mêmes termes l'âme et l'organe de notre corps où elle s'incarne. Chacun, bien entendu, demeure toujours

libre de faire planer le beau vol de la Psyché
immortelle au-dessus de l'appareil humain
qui lui sert d'intermédiaire indispensable
avec le monde extérieur, appareil humain
qui est seul du domaine de la physiologie et
de la médecine. Donc, une fois pour toutes,
point de théologie ni de philosophie; rien
d'autre que de l'anatomie élémentaire et de
l'hygiène toute pratique.

*
* *

A ce point de vue purement humain, s'il
me fallait donner une définition de la vie, je
dirais que c'est la réponse par un mouvement, par un acte, aux excitations du monde
extérieur.

Or, le système nerveux de l'homme est
précisément l'appareil qui a charge de transformer nos sensations en actes.

Dès l'école primaire, on enseigne aujour-
d'hui qu'il se compose essentiellement :

1° De surfaces sensibles, dont la tâche est de recueillir des vibrations au contact du monde ambiant : surface de la peau, pour les sensations de contact, de température, de poids, etc. ; surface de la rétine, pour les sensations de forme et de couleur; papilles à la langue pour les sensations du goût; organes récepteurs spéciaux, pour l'odorat et pour l'ouïe.

2° De filaments nerveux, véritables fils télégraphiques, allant du dehors au dedans, pour porter au cerveau ces impressions extérieures. Ce sont les nerfs que l'on dit *sensitifs*.

3° De centres nerveux, dont le principal est le cerveau, sur la constitution duquel nous allons revenir.

4° De nerfs *moteurs*, centrifuges, qui transmettent aux muscles les ordres du cerveau.

5° De muscles, c'est-à-dire d'organes ayant la propriété de se contracter, de se raccourcir momentanément, et, par conséquent, de déterminer des mouvements de la partie du corps où ils s'attachent. Ce sont des contractions musculaires qui font se froncer nos sourcils, rire notre bouche, gesticuler nos bras, marcher nos jambes, parler notre larynx, écrire notre main.

*
* *

Avant d'aller plus loin, regardez avec moi notre figure 1.

Elle montre la topographie, la géographie d'une moitié du cerveau. (On sait que nous avons un hémisphère cérébral droit et un hémisphère cérébral gauche, dont chacun préside au fonctionnement d'une moitié du corps.) Ce que vous voyez représenté c'est ce que l'on appelle les localisations cérébrales sur l'hémisphère gauche.

Ce mot « localisations » ne veut point dire que les diverses facultés de l'âme y ont chacune une place assignée, mais simplement que telle zone — toujours la même pour tous les cerveaux d'homme — préside à telle sorte de sensations, ou commande à telle variété de mouvements.

Pour plus de clarté, un exemple.

S'il arrive que la zone V est déchirée par une hémorragie cérébrale, par une apoplexie, vous deviendrez et resterez aveugle; si la lésion destructive porte sur toute la partie supérieure du milieu de cet hémisphère, il y aura paralysie des mouvements de la jambe et du bras, et le malade sera hémiplégique.

Pourquoi cela? Parce que le point V est le lieu du cerveau où vient aboutir le nerf optique; c'est là qu'il apporte et dépose, pour ainsi dire, les vibrations cueillies par la rétine au contact du monde extérieur, c'est-à-dire toutes les notions de couleur et de forme : c'est donc en ce lieu seulement que peut se faire la perception visuelle. Au point G aboutissent, de même, tous les nerfs sensitifs qui, sans cesse, nous renseignent sur l'état des muscles, des ligaments, de la peau du genou, sur tout ce que subit de vibrations extérieures cette portion de notre être;

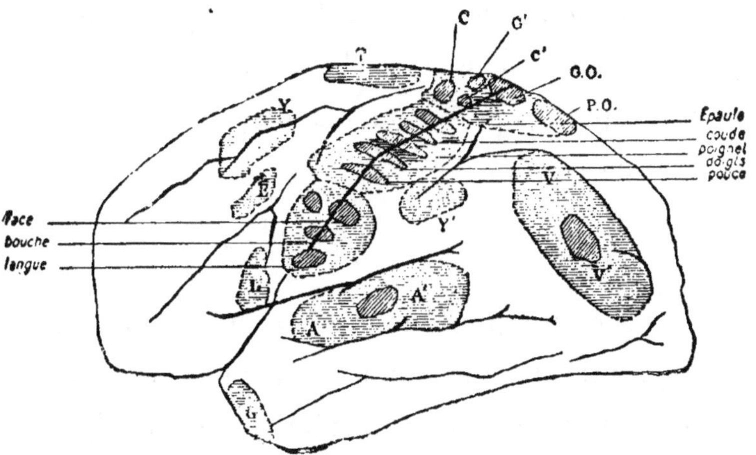

Fig. 1. — Hémisphère gauche du cerveau.

A, centre pour l'audition en général. — A', centre spécial pour l'audition des mots. — V, centre pour la vision. — V', centre spécial pour la vision des mots. — G. centre pour le sens du goût. — L, centre pour le langage articulé. — E. centre pour l'écriture. — T, centre pour les mouvements du tronc. — Y. centre pour les mouvements conjugués de la tête et des yeux. — Y'. centre pour les mouvements des globes oculaires. — C, centre pour les mouvements de la cuisse. — G', pour le genou. — C', pour la cheville. — G. O, pour le gros orteil. — P. O. pour les autres orteils.

et du même point repartent les filets nerveux centrifuges qui président au mouvement de l'articulation du genou.

A l'heure actuelle, d'innombrables expé-

riences sur les animaux, et une foule d'observations cliniques sur l'homme paralysé,
ont permis de fixer avec une grande précision l'aboutissant cérébral de nos principales
sensations, et le point de départ cérébral de
la plupart de nos mouvements, de nos actes.

Suis-je clair?

*
* *

Si, maintenant, nous étudions les centres
nerveux sur une coupe verticale, mettant à
nu l'intérieur des deux hémisphères et de la
moelle épinière qui leur fait suite, nous
pouvons faire une nouvelle série de consta-
tations utiles.

Nous y voyons d'abord que la surface du
cerveau, que son « écorce », toute plissée
de circonvolutions, est faite de substance
grise, tandis que le « dedans » se constitue de
substance blanche. Cette substance blanche,
ce n'est rien d'autre que l'ensemble des
fibres nerveuses venues du dehors pour

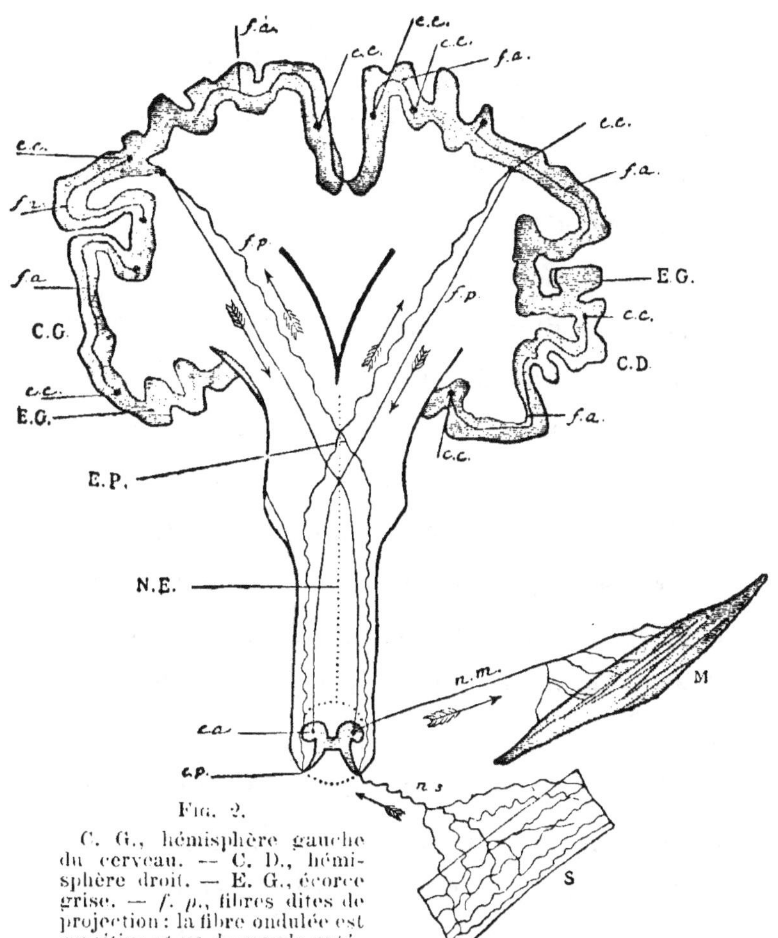

Fig. 2.

C. G., hémisphère gauche du cerveau. — C. D., hémisphère droit. — E. G., écorce grise. — f. p., fibres dites de projection : la fibre ondulée est sensitive et va du monde extérieur au cerveau, la fibre droite est motrice et centrifuge. — c. c., cellules cérébrales. — f. a., fibres d'association, reliant entre elles toutes les parties de l'écorce grise. — E. P., entre-croisement de pyramides : les fibres de projection y passent de droite à gauche, et réciproquement, en sorte que c'est le cerveau gauche qui commande aux mouvements du côté droit du corps, etc. — c. a., corne intérieure de la moelle épinière où aboutit la fibre motrice et d'où repart le nerf moteur qui aboutit au muscle M. — c. p., corne postérieure où aboutit le nerf sensitif n. s., et d'où repart la fibre sensitive (ligne ondulée) qui va porter jusqu'à l'écorce cérébrale les impressions du monde extérieur, ou les notions sur l'état de nos propres organes. — S., surface sensible.

apporter les sensations, ou repartant du cerveau pour aller vers les muscles, en passant par la moelle.

Envisageons deux de ces fibres.

L'une d'elles, que notre dessin représente ondulée, naît d'une surface sensible (S). Vous la voyez gagner la moelle épinière, remonter, s'entre-croiser avec ses sœurs du côté opposé, prendre son rang, parmi cent mille autres, dans la substance blanche du cerveau, aboutir à l'écorce et se terminer au contact d'une grande cellule de la substance grise.

De cette cellule repart une autre fibre, rectiligne dans notre image, et centrifuge, celle-là.

Après avoir subi l'entre-croisement en E P (on sait que c'est le cerveau droit qui commande au côté gauche de notre corps, et le cerveau gauche aux mouvements du côté droit), cette fibre descend dans la moelle et aboutit en M, à l'organe moteur, au muscle qui agit.

Des sensations qui pénètrent en lui, et des mouvements qu'il accomplit, qu'il restitue pour ainsi dire au monde extérieur, voilà la fonction primitive, essentielle, du cerveau de votre enfant, lequel est, tout d'abord, un appareil très simple à transformer des sensations en actes.

Dans le prochain chapitre, nous compléterons ces notions élémentaires. Mais, avant de quitter des yeux notre figure 2, rendez-vous compte d'un fait très important. Outre les fibres longues, dites fibres de projection (f. p.), qui viennent des surfaces sensibles ou qui vont aux muscles, vous distinguez, dans l'épaisseur même de la substance grise, d'autres fibres (f. a.) reliant entre elles des cellules appartenant aux points les plus différents de l'écorce. Ce sont des fibres d'association dont vous n'aurez point de peine à comprendre le rôle, le cerveau étant, par excellence, un organe de comparaison ou, si vous préférez, de jugement.

CHAPITRE VIII

Le cerveau de nos enfants (*suite*).

Sommaire. — La cellule cérébrale; mécanisme des actes irréfléchis. — La Mémoire; conservation des images dans la cellule cérébrale. — Contact intermittent de neurône à neurône. — Mécanisme de l'association des images et des idées.

Donc, le cerveau de votre fils, c'est essentiellement cette voûte de substance grise où viennent aboutir tous les nerfs de sensibilité chargés de lui porter des renseignements sur l'état de nos propres organes et sur les phénomènes du monde extérieur.

Redisons-le encore, pour avoir bien gravées dans l'esprit ces notions fondamentales, base de toute psychologie moderne : l'endroit du cerveau où aboutit la terminaison dernière d'un nerf sensitif, et l'endroit d'où part un nerf moteur sont constants et toujours les mêmes, à quelques millimètres près, pour tous les cerveaux humains. Il y a donc, à la surface de l'encéphale, de véritables districts géographiques, toute une topographie (voir notre pl. 1) dont l'ensemble constitue ce que l'on appelle les localisations cérébrales.

Si une hémorragie cérébrale détruit la zone A, il s'ensuivra fatalement que le sujet n'entendra plus; il ne parlerait plus si elle dilacérait la zone L; si la lésion portait plus haut, c'est le bras ou la jambe qui resteraient paralysés.

Si, après les préparations d'usage, je pouvais vous montrer au microscope un de ces territoires spécialisés, différenciés, comme on dit, de l'écorce grise, vous le verriez tout constellé d'une multitude de petits organes, triangulaires, encornés, chevelus, qu'on appelle cellules cérébrales.

* *
*

Isolons une de ces cellules, et contemplons-la de plus près (voir fig. 3).

Au centre de notre image, en *c*, est le corps même de la cellule, d'où rayonnent des prolongements.

A droite et en haut, voyez le tube nerveux, *n. s.*, qui apporte la sensation, laquelle est recueillie par le prolongement de tête *p. p.*, et portée jusqu'à la cellule; le tube nerveux, *t. n.*, qui repart du milieu de sa base, c'est le nerf moteur qui s'en va, vers le muscle, commander à ses contractions.

Et c'est là, précisément, le premier mode de fonctionnement de notre écorce grise, celui qui préside à nos actions irréfléchies et promptes, celui de nos élans immédiats, de nos colères, de nos brutalités, et, comme on dit, de nos réflexes.

Par exemple : frappé par un camarade,

votre petit garçon rend coup pour coup, immédiatement. Sans se donner le temps de la réflexion, sans se demander si l'autre, plus vigoureux, ne récidivera pas d'une façon plus dure, et finalement n'aura pas le dessus. C'est que la sensation, arrivée en *n. s.*, est brusquement ressortie en *t. n.* sans que la cellule ait fait autre chose que muer une vibration centripète en vibration centrifuge, une sensation en acte. Ou bien encore : Bébé voit un fruit vert, qui le tente, et le prend, oubliant tout, la défense mille fois faite, la colique probable, et la punition possible. Il a directement assouvi son désir.

C'est par des actes de cette sorte que nous débutons dans la vie, avant toute éducation ; ce fut aussi le mode habituel des actions de nos lointains ancêtres aux premiers âges de l'humanité. Il fut un temps, sur cette terre, où le réflexe régna en maître. A cette époque, l'homme ne connaissait guère que deux gestes fort simples — qu'il a appris, depuis,

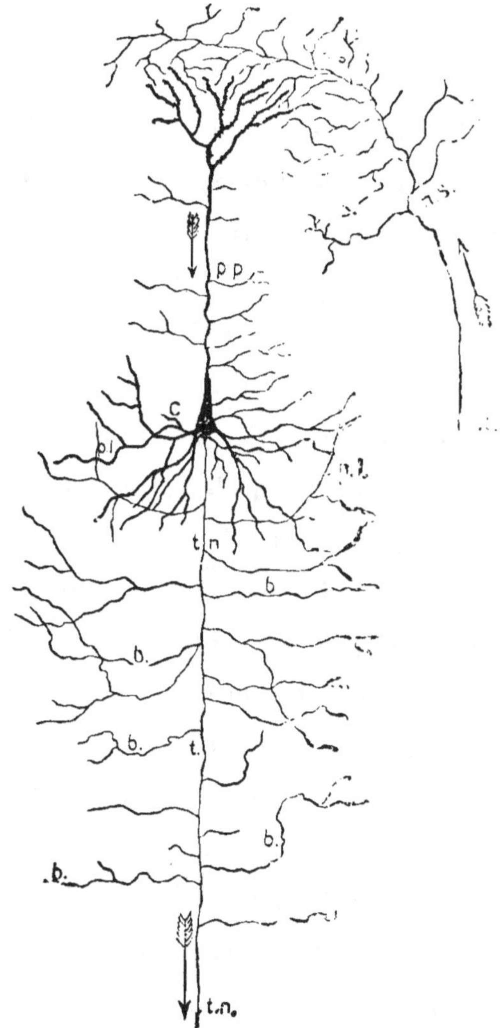

FIG. 3. — SCHÉMA D'UNE GRANDE CELLULE PYRAMIDALE
DE L'ÉCORCE CÉRÉBRALE.

c, corps de la cellule. — p. p., prolongement de tête, cellulipète.
— t. n., tube nerveux, cellulifuge, qui se prolonge d'une venue
jusque dans la moelle épinière. — b., fibres collatérales. — n. s.,
tube nerveux sensitif apportant du dehors les stimuli externes.

à varier à l'infini — celui de prendre, d'attirer à lui sans délai ce qui éveillait son envie, et celui de repousser et de détruire tout ce qui la contrariait.

.·.

Mais la sensation ne se contente pas de traverser l'organe noble par excellence qu'est la cellule cérébrale. Elle y dépose son image qui s'y endort, mais qui peut toujours s'éveiller, reprendre vie, sous l'influence d'une sensation nouvelle, d'une circulation du sang plus vive ou d'une transmission de vibration venue de cellules voisines. Cette propriété fondamentale, mère de toutes les autres, c'est la Mémoire. Elle est inhérente à la vie de la cellule cérébrale, disparaît avec elle, augmente ou s'atténue selon que la substance grise est bien ou mal nourrie, subit toutes les lois de l'habitude et de l'entraînement. Nous verrons par la suite quelles conséquences pratiques on peut tirer de cette connaissance au point de vue de l'amélioration de la mémoire d'un enfant.

Après ce que nous avons appris des localisations cérébrales, vous sentez bien que la mémoire ne saurait plus être conçue comme une et indivisible. Dans l'ancienne psychologie, on nous représentait les facultés de l'âme comme de véritables personnes, comme de belles dames, installées dans notre pensée : il y avait Mme Mémoire, Mme Conscience, Mme Intelligence, Mme Volonté, Mme Jugeotte, Mme Attention, Mme Personnalité. Il est fini, ce beau jeu de poupées ! Nous n'avons pas une mémoire, mais autant de mémoires que de cellules cérébrales ou, tout au moins, de groupes de cellules. C'est ainsi que nos enfants possèdent une mémoire des choses vues, qui peut s'anéantir si quelque lésion a détruit la grande zone V, et une mémoire spéciale pour la lecture des lettres et des mots, laquelle ne manquera pas de se perdre isolément, si la lésion ne siège qu'en **V'** (voir fig. 2). Ils possèdent de même une mémoire auditive générale, et une mémoire particulière pour l'audition des mots, etc. En d'autres termes, la mémoire est localisée et divisée à l'infini. C'est une propriété attachée à la cellule cérébrale, et naturellement, elle peut être exaltée ici et abolie en tel autre point de l'écorce.

* *
*

A ces deux premières propriétés de la cellule cérébrale — faculté de changer la sensation en mouvement, et faculté de conserver des images, des résidus de sensations susceptibles de ressusciter sous forme de mémoire — il en faut ajouter une autre dont nous allons nous faire, non une idée abstraite, mais une représentation toute concrète, et, pour ainsi dire, palpable.

Reprenons, je vous prie, notre figure 3.

Outre son panache de tête et le tube nerveux qui la quitte à la partie moyenne de sa base, vous pouvez voir que la cellule cérébrale a des prolongements latéraux (*p. l.*) et de nombreuses fibres collatérales (*b*), dont le rôle — écoutez ceci — est de prendre contact, *d'une manière intermittente*, avec les émanations de cellules voisines, d'un *neurône* voisin. (On appelle *neurône* l'ensemble constitué par la cellule et ses prolongements.) Rien de plus curieux, rien de plus intéressant que la façon dont ce contact s'établit et prend fin.

Un neurône est une individualité distincte, sans relation de continuité avec ses congénères. Perdu entre mille autres, il peut, selon les cas, ou bien leur communiquer à pleines voies l'onde nerveuse, l'influx nerveux, en érigeant ses tentacules jusqu'au contact des tentacules de ses voisins, ou bien les rétracter à lui, se reprendre et bouder tout son entourage. Le geste d'expansion et de contact se fait aux heures de vitalité haute, et le geste de rétraction aux heures de fatigue, de détente, de sommeil.

Vous avez ici, sous les yeux, le mécanisme des associations d'images et d'idées.

Tout à l'heure, lorsque Bébé, ardemment épris d'une pomme peu mûre, assouvissait d'un geste prompt sa convoitise, l'impression sensitive (voir la fig. 3) arrivant en *n. s.*, ressortait immédiatement en *t. n.*, tandis que les prolongements latéraux, *p. l.*, et les fibres collatérales *b.*, se contractant, ratatinées, ne laissaient pas communiquer ce neurône avec les neurônes voisins.

*
* *

Mais, imaginons un autre dénouement à cette petite comédie psychologique. Supposons que, le neurône se trouvant dans des conditions différentes, il étende ses collatérales au lieu de les rétracter. Il y aura, non plus réflexe immédiat, mais diffusion de l'onde nerveuse et retard du geste. Les prolongements latéraux s'érigeront, éveilleront dans leur entourage des notions endormies tout à l'heure ; ces notions viendront se mettre, sur la scène de la conscience, en parallèle avec le Désir initial ; une lutte s'établira, une véritable petite lutte intérieure pour l'existence, où le plus fort mangera le plus faible. Si Bébé est bien élevé, c'est-à-dire si les images de sagesse et de prudence mises en lui par ses parents, par sa gouvernante ou par son expérience personnelle, sont vigoureuses et bien implantées, si, d'autre part, son jeune cerveau est assez bien portant pour que le jeu des fibres collatérales se fasse sans entraves, l'impulsion sera refrénée : l'enfant renoncera à s'approprier le fruit défendu.

On ne pourra vraiment pas dire, après cela, que nos idées modernes sur les fonctions du cerveau sont immorales et conduisent à la suppression de toute éducation.

Tel est le mécanisme intime de l'association des images. Nous venons d'en toucher du doigt l'organe même, le ressort délicat.

Quant à l'association des idées — les idées étant aux images ce que l'algèbre est à l'arithmétique, une .synthèse — elle se fait par l'intermédiaire de ces longues fibres d'association (voir fig. 2, *f. a*), que nous avons vues, dans notre précédente causerie, relier entre eux les territoires les plus distants de l'écorce cérébrale.

Il nous sera désormais facile de définir en quelques mots chacune des facultés de l'âme de nos enfants. Après quoi, nous nous efforcerons de comprendre ce qui les rend paresseux ou vaillants, tristes ou vifs, timides ou colères, peureux ou pleins de combativité.

CHAPITRE IX

Les facultés de l'âme. — Le libre arbitre chez l'enfant.

Sommaire. — L'Intelligence ; ses conditions essentielles. — Mécanisme de la Conscience. — La Personnalité. — La Volonté ; vouloir pour agir ; vouloir pour refréner une impulsion. — Le libre vouloir chez l'enfant. — Conséquences au point de vue de l'instruction et de l'éducation.

L'effort d'attention que j'ai réclamé de vous, en vous promenant, pendant deux causeries, dans ce pays nouveau pour vous qu'est le cerveau de votre enfant, va maintenant avoir sa récompense. Vous allez pouvoir vous faire une idée toute simple, toute tangible, toute pratique des facultés de l'âme, et comprendre du même coup comment leurs maladies — car elles ont des maladies — sont à portée de votre main, et peuvent être atteintes par une hygiène bien entendue.

Remémorez-vous un instant cette géographie de l'écorce cérébrale, cette structure et cette disposition des cellules, des neurônes et de leurs modes d'association que nous venons d'explorer ensemble, et, de vous-mêmes, vous en tirerez les définitions qui vont suivre. Ces définitions, toutes physiologiques et nullement métaphysiques, ne s'appliquent, bien entendu, qu'au mécanisme cérébral où l'âme est contrainte de se mêler étroitement pour le temps de sa vie terrestre.

*
* *

Partout éparse dans la substance grise, l'Intelligence est simplement le vaste ensemble des Images apportées au cerveau par les nerfs sensitifs, et conservées par cette pro-

priété de la cellule cérébrale qu'on nomme
la Mémoire; c'est la possibilité, pour ces
images, de se comparer, de se différencier,
de s'ajouter, et de devenir ainsi des Idées,
lesquelles ne sont que des synthèses, que des
abréviations d'images groupées et fondues
ensemble. C'est vers l'âge de trois ou quatre
ans que commencent ces premières ébauches
de synthèse, de généralisation, d'abstraction,
et c'est aussi vers cette époque qu'apparaît,
dans l'écorce grise, ce vaste réseau ou —
pour parler plus exactement — ce feutrage
de fibres transversales, de neurônes d'association, dont Flechsig en Allemagne, et
Pitres en France, nous ont révélé la fonction.

La richesse d'une intelligence est dans le
nombre de ces fibres, c'est-à-dire dans le
nombre des associations d'images et d'idées
dont elle peut disposer. Mais, pour qu'elle
soit puissante, toujours éveillée, constamment disponible, il faut encore une condition : un haut degré de vitalité, une nutri-

tion vigoureuse de l'organe cérébral. Nous verrons par la suite quelles ressources la thérapeutique et l'hygiène mettent à notre disposition pour raviver un esprit d'enfant attardé, lourd, endormi.

*
* *

Mais poursuivons notre nomenclature des facultés de l'âme.

Depuis que nos mondaines se sont éprises de romans psychologiques, depuis qu'elles lisent Bourget et Barrès, les mots de Conscient et d'Inconscient fleurissent souvent sur leurs lèvres. Elles en comprennent le sens — tout le monde en comprend le sens — que je demande cependant la permission de préciser un peu, au point de vue du mécanisme cérébral dont nous démontons ensemble les rouages.

Il y a Conscience quand une sensation actuelle, apportée au cerveau par un nerf de

sensibilité, est reconnue, adoptée, comprise
et classée par l'ensemble des notions plus
anciennes dont la Mémoire a gardé le dépôt,
et que la nouvelle venue ressuscite au passage.

L'enfant commence à manifester sa vie
par des actions toutes réflexes et fort peu
conscientes ; plus tard, à mesure que les
sensations s'accumulent en lui et que se forment les neurônes d'association, il a conscience, il perçoit. C'est aussi le moment où
ses facultés d'Attention, de Volonté, de Jugement, commencent à battre des ailes au bord
du nid, pour prendre leur jeune essor.

*
* *

Si, maintenant, nous nous demandons ce
que peut être chez nos enfants ce que l'on
nomme la Personnalité, si nous voulons
savoir de quels éléments essentiels se compose chacune de ces petites individualités,
nous aboutirons à la définition que voici :

La Personnalité d'un petit homme c'est uniquement le total des tendances bonnes ou méchantes, tendres ou rudes, timides ou impératives que nous lui transmettons en lui donnant le jour, et de toutes les sensations, de toutes les images que déposent en lui, à chaque seconde de la vie, les événements qui l'atteignent, ou les soins de ses éducateurs.

Voyez ici combien notre responsabilité est engagée. Ce que vaudra mon fils dépendra de ce que la lignée maternelle et la mienne lui auront légué de facultés natives, et de ce que je lui aurai appris de la pratique de la vie ou des connaissances humaines. A nous, moralistes modernes, l'importance de l'éducation apparaît d'autant plus manifeste que le mot libre arbitre a un peu perdu de la signification étroite, mesquine, inhumaine, absolue, qu'on lui donnait jadis.

*\
* *

Nous voici maintenant en face de cette autre faculté de l'âme qui s'appelle la Volonté. Tàchons de la comprendre comme nous avons fait des autres.

Pour que nos enfants soient doués d'une volonté ferme et vraiment secourable dans la pratique de la vie, il faut :

1° Qu'ils sachent vouloir pour agir ;

2° Qu'ils sachent vouloir pour s'empêcher d'agir à l'encontre du bien, pour refréner leurs impulsions fâcheuses.

L'enfant qui vient au monde est un petit sauvage. Il ne connaît, en vérité, que deux gestes de pur instinct, essentiels à sa conservation : attirer ce qui lui est doux, repousser tout ce qui menace d'entraver son désir. Chez lui, avec la vitesse immédiate de l'inconscient, du réflexe, la sensation se change en acte, le désir s'écoule en gestes vifs pour saisir ou pour éloigner. Certes, il ne manque pas de vouloir pour agir : l'impulsion chez lui est suffisante. C'est le pouvoir de se réprimer, c'est le frein mental qui lui fait défaut.

Ce frein, l'instruction et l'éducation vont le lui procurer.

Son cerveau étant vide, la sensation le traverse sans arrêts ni encombre, pour devenir un acte; mais, si vous meublez ce cerveau, si vous emplissez ses cellules de notions de toutes sortes, la vibration sensitive, venue du monde extérieur, s'attardera, fera l'école buissonnière, épuisera sa force d'expansion en épousant d'autres sensations anciennes, qui dormaient sur sa route et qu'elle éveillera au passage. L'acte sera d'autant différé, assagi, mûri. Rien n'est violent, rien n'est prompt aux coups comme un esprit de sauvage ou d'idiot. En revanche, rien n'est tardif aux actions musculaires, rien n'est lent à se décider comme une pensée de philosophe, de savant, de critique.

Si bien que votre fils, après avoir débuté

dans la vie par des réflexes trop peu différés,
après avoir péché par excès d'impulsion et
manque de volonté d'arrêt, en viendra peut-
être un jour — à force de savoir et de
réfléchir, de comparer ses images mentales,
de les juger et d'en faire des idées générales
— à l'excès contraire, au dilettantisme, à
l'impuissance à se déterminer, au manque
de cette volonté qui fait agir. C'est un travers dont les générations dernières nous
ont donné bien des exemples.

Voilà deux maladies de l'âme — impulsions trop vives avec manque de frein, et
excès de réflexion avec paralysie de l'action
— qui sont bien du domaine de cette médecine de l'esprit dont nous essayons de for-
muler les premiers principes. Nous verrons
tout ce que l'instruction habilement dosée,
l'éducation rationnelle, une bonne hygiène
cérébrale, l'entraînement, enfin, et la sou-
veraine habitude, peuvent pour améliorer une
volonté médiocre.

* *

Et, maintenant, demandons-nous si nous devons donner comme fondement à notre morale, comme base à notre éducation, l'idée de libre arbitre — en d'autres termes, si nous devons considérer nos petits comme toujours libres de faire choix entre la bonne et la mauvaise voie, quels que soient leur tempérament originel et le milieu où ils auront grandi.

Je n'entamerai point ici la discussion, interminable et stérile, du déterminisme et de la liberté humaine. Rien que pour essayer de comprendre à quel moment de l'enfance l'âme, primitivement innocente de ses actes, commence à devenir responsable devant Dieu et devant les hommes, il faudrait bien l'équivalent d'un livre comme celui-ci.

Ne quittons point le terrain de la pure pratique où nous avons choisi de nous tenir.

Or, voici ce qu'on y peut dire :

Pour la commodité de leur éducation, laissons croire aux enfants que rien ne les empêche de toujours pouvoir discerner le bien du mal, et de choisir le droit chemin.

Mais, nous, leurs parents, si nous ne voulons pas nous endormir sur le mol oreiller de la routine, sachons nous rendre compte de tout ce qui peut influer sur le fonctionnement de ces jeunes cerveaux et notamment sur leur faculté de vouloir.

Au lieu d'accabler aveuglément de punitions et de reproches un malheureux petit apprenti de la vie, qui ne prend pas toujours le bon chemin, essayons de comprendre la genèse de son mauvais caractère, la raison d'être de tel fâcheux instinct. Grondons-le, certes, pour meubler ses cellules cérébrales d'images capables de lutter contre ses impulsions naturelles, et pour qu'il sache que l'on ne gagne rien à se montrer méchant. Mais cependant, descendons au profond de son âme, pour rechercher la cause, atteindre la source du mal, et essayer de la tarir.

* *

Votre fils naît avec des tendances à la colère. N'est-ce pas plutôt votre faute ou celle de vos ascendants que la sienne? C'est là une notion de justice première qu'on oublie trop souvent. Sous prétexte de libre arbitre, combien de parents ne voyons-nous pas brutaliser de malheureux petits, dont ils ne semblent pas se douter qu'ils sont les auteurs responsables?

Que de troubles de caractère qui ne sont dus qu'à une maladie cérébrale héritée ou acquise, à une de ces névroses de l'enfance que nous commençons à connaître, à un empoisonnement des centres nerveux, à une paralysie des fibres d'association, à une irritation des méninges, qui rendent impulsif, qui empêchent les sensations de s'attarder, de se comparer entre elles, de passer par le jugement.

Sachons encore que ce jugement sera faussé si le cerveau n'est nourri que de mauvais exemples, si les éducateurs sont indignes ou maladroits, s'ils se refusent à comprendre que l'esprit d'un bambin n'est guère qu'une machine à imiter.

*
* *

La liberté humaine, ou, si vous préférez, le pouvoir de bien faire est une chose qui se conquiert, qui s'obtient, qui s'améliore et se perfectionne.

Ne craignez pas, en adoptant cette façon de voir, d'épouser une doctrine touchant à l'hérésie. Tout récemment, un professeur fort distingué de l'Institut catholique de Paris, M. l'abbé Piat, reconnaissait, en termes excellents, qu'il faut rajeunir et élargir un peu la vieille conception du libre arbitre. Je cite ses propres paroles : « La question n'est pas de devenir maître de soi, par un simple *fiat*, par un simple : « Je veux »... Cette théorie est vraiment trop enfantine et trop fictive pour qu'on se donne la peine de la réfuter. Il s'agit seulement, la liberté une fois donnée à l'état d'ébauche, d'obtenir par une discipline soutenue qu'elle pénètre peu à peu le mécanisme psychologique. »

. Voilà qui est d'une haute sagesse. Voilà qui nous permet de faire sentir aux parents toute la lourde responsabilité qu'est, pour eux, l'éducation de leurs enfants. Voilà qui me permet de crier à cet homme : « L'alcool que tu bois, l'excès de bonne chère que tu fais, telle contagion que tu risques en faisant la fête, seront payés un jour par le cerveau de ton enfant! Et vous, parents qui vous querellez devant vos petits, qui leur laissez voir vos colères, votre paresse, votre inconduite ou votre lâcheté à vivre, sachez que ces

jeunes esprits ne seront formés de rien
d'autre que de votre héritage mental, et des
impressions de chaque jour que votre
exemple proposera à leur besoin d'imitation. »

CHAPITRE X

L'énervement. — L'enfant colère.

Sommaire. — Les inégalités d'humeur; sévérités et gronderies. — Mécanisme de la colère. — Influence de l'état atmosphérique sur l'énervement des enfants et de leurs éducateurs.

Il y a des enfants, modèles de sagesse, de qui le caractère est stable, qu'on trouve chaque jour identiques à eux-mêmes, pareils à ce qu'ils étaient la veille, et qui seront demain ce qu'ils sont aujourd'hui. Avec ceux-là, bien entendu, nous n'avons rien à faire. Leur parfait équilibre, leur âme monotone, leur psychologie toute unie, ne nous révèlent rien et n'appellent pas l'intérêt, l'intérêt médical s'entend.

Mais c'est pour vous que j'écris aujourd'hui, parents qui demeurez souvent déconcertés par les étranges variations d'humeur, par les sautes de caractère, par les alternatives de tendresse et de violence, de paresse et d'application au travail, de dépression parfois un peu mélancolique et de joie turbulente dont vos petits vous donnent le spectacle.

Votre fils est intelligent, mais, à de certains jours, son attention se fixe le plus malaisément du monde. Il apprend vite et retient mal. Souvent vous le trouvez docile, affectueux et doux, un peu mou d'esprit et de corps, sans entrain, sans vigueur; et, sans que vous sachiez pourquoi, le voici turbulent, dissipé, prêt aux jeux énervés qui finissent par des querelles, rebelle, presque insolent pour vous qu'il aime tant, le verbe haut, le pied rageur, voire la main levée sur l'institutrice qui gronde.

*
* *

Quel parti prendre, en face de ces petites convulsions mentales ?

Appliquer à l'enfant ce qu'un vieil oncle à moi nommait « l'ancien régime », autrement dit, la fessée exemplaire?... C'est un moyen. C'est le mode de traitement où aboutit logiquement la vieille doctrine du libre arbitre, laquelle nous enseigne que cet enfant doit être tenu pour responsable, vu qu'il ne dépendait que de lui de se comporter d'autre sorte.

Toute doctrine à part, j'accorde volontiers que l'image d'un châtiment, très vivement inculquée à l'esprit, peut quelquefois entrer en lutte et dominer l'impulsion-colère, grâce au mécanisme de mise en parallèle, des images par les fibres collatérales et les neurônes d'association dont nos causeries précédentes nous ont permis de nous faire une idée. C'est le propre même de l'éducation de meubler les cellules de l'écorce grise de notions modératrices gardées en dépôt par la mémoire, et susceptibles de ressusciter au bon moment pour dire à la tentation mauvaise : « Apaise-toi, sous peine de subir une peine plus rude que ne te sera douce la satisfaction de te laisser aller à tes caprices. »

Il faut qu'un enfant sache qu'on ne fait pas impunément le mal, et que les débordements de sa petite force vont se heurter à des énergies supérieures capables d'endiguer la sienne. Je ne suis pas pour l'éducation faible et veule, et notamment pour ces alternatives de bourrades et d'embrassades, de gifles envoyées à la volée avant qu'on ait fini d'en crier la menace, et de baisers maternels passionnés, éperdus de tendresse.

Il y a, je crois bien, une manière de feindre la colère, tout en restant très calme, ou, mieux encore, de prendre les jeunes révoltés à part et de leur parler posément, avec une gravité un peu triste, une sévérité résignée qui les touche souvent beaucoup, pour peu qu'ils soient intelligents et tendres.

*
* *

Puisque nous sommes entre nous — comme on dit dans les monologues de vaudevilles — avouons, en toute franchise, que, la plupart du temps, nos sévérités envers nos enfants n'ont rien de calme, de prémédité, de sage, de voulu, ni de très conscient.

En vérité, il arrive tout simplement que leur énervement nous gagne, que le vacarme qu'ils font nous exaspère, que leur désobéissance à nos premières remontrances déchaîne chez nous la fureur. Et, bientôt, ce n'est plus un éducateur qui châtie, n'ayant en vue que le bien du bambin, c'est un système nerveux excité par contagion, et qui se détend comme il peut, aveuglément, par des gronderies ou des gifles.

Même en assez bas âge, les enfants ont conscience obscure de cela. En les rudoyant — quitte à leur demander quasi pardon, ensuite, par des câlineries compensatrices — vous ne faites que proposer à leur besoin d'imitation l'exemple déplorable de vos oscillations mentales déréglées.

Il y a pis encore. Si vous tombez sur un petit cerveau peu résistant, il se peut qu'il en reste à jamais déprimé, terrorisé, diminué, n'osant rien de lui-même, par crainte d'une férule toujours suspendue sur ses doigts. Et je ne vous parle que pour mémoire des cas plus graves, où des gamins à hérédité très chargée sont devenus et demeurés idiots ou épileptiques à dater d'un certain jour où un accès de fureur de leur père les a terrifiés.

Mais ce ne sont là que des exceptions, Dieu merci! assez rares.

Pour nous en tenir à l'ordinaire de la vie, craignons de donner à nos enfants une discipline trop rude, d'en faire de petits êtres

tremblants, mécaniquement dressés à l'obéissance passive ; ce serait commode pour nous
mais fort mauvais pour eux, et c'est leur
bonheur, non le nôtre, que doit viser leur
éducation. Si nous voulons qu'ils soient un
jour des hommes libres, développons sans
cesse leur personnalité naissante dans le
sens de l'initiative, de l'individualisme bien
entendu.

*
* *

Du reste, dans ces moments de colère,
remarquez combien fréquemment gronderies, privations, punitions ou coups demeurent sans effet. Il y a surcharge nerveuse,
hypertension de ce petit cerveau, et il faudra,
presque fatalement, que la crise aille jusqu'au
bout. Calmée pour un moment, voyez comme
elle renaît vite sous les plus futiles prétextes. C'est que le gamin que voici est un
petit nerveux, non certes foncièrement

méchant, mais un peu déséquilibré, si bien que son tempérament même est de tout oublier dans ces moments d'impulsion, où le champ de sa conscience se rétrécit sur un seul point vivement éclairé, tandis que tout le reste de son cerveau est plongé dans la nuit.

Aussi — après que nous avons pris ensemble conscience de l'insuffisance évidente de nos procédés actuels d'éducation, après que nous avons compris que, non contents de mettre au monde des enfants au tempérament nerveux, il nous arrive trop souvent de les élever nerveusement, sans méthode, par à-coups, en infligeant à leurs petits cerveaux de trop vives secousses — laissez-moi vous conter comment j'ai été amené à étudier la colère, à descendre au fond de ce mot, et à surprendre, pour ma part, un peu du mécanisme de ce phénomène mental.

*
* *

Dans la pratique médicale — tous les médecins de nerveux savent ça — il y a des journées mauvaises où nos malades semblent s'entendre et se donner le mot pour nous dire qu'ils vont plus mal. Avec le plus touchant accord, alors que, plus ou moins, ils allaient mieux la veille, ils se plaignent, qui d'insomnie et qui d'énervement, tel autre d'impatiences dans les jambes, celui-ci d'un besoin maladif de parler, d'agir, de marcher, celui-là d'idées sombres, cependant que la femme (ou le mari selon le cas) se désole du changement d'humeur dont elle est la victime, et déplore les colères sans causes, les « attrapades pour des riens » qu'il lui faut subir depuis le matin.

C'est, ordinairement, que le baromètre a baissé, que la pluie menace, que la neige est proche, que les nuages s'amoncellent. Il y a tension électrique dans l'air et tension nerveuse dans les esprits.

Or, ces journées-là sont précisément celles où certain garçonnet de ma connaissance, bon enfant, tendre cœur, mais impressionnable et quelque peu nerveux, se révèle infiniment plus indiscipliné que de coutume. Son institutrice déclare que tout le jour il est insupportable, et lui-même dit à qui veut l'entendre que *miss* est aujourd'hui d'une sévérité tout à fait exceptionnelle.

Eh bien! ils n'ont tout à fait tort ni l'un ni l'autre. *Miss*, qui ne s'en doute pas, subit le temps d'orage et perd un peu de sa patience coutumière; véritable petite pile électrique, le gamin a la riposte prompte et peu respectueuse. D'où gronderie sur insolence, pleurs de rage sur punitions, journée perdue pour le travail et la sagesse.

Voilà un fait d'observation, d'une authenticité incontestable, dont personne ne se doute ou ne paraît se douter. Il est plein d'enseignements pratiques sur lesquels nous reviendrons, quand nous aurons complété cette petite étude clinique sur les conditions de production de la colère chez les enfants.

CHAPITRE XI

Comment on soigne la colère.

SOMMAIRE. — La crise de colère en tant qu'attaque de nerfs à demi consciente. — La colère est une explosion d'énergie accumulée sous pression dans le cerveau; prétextes pour lui donner une apparence rationnelle. — La colère des *neurasthéniques*, la colère des *hypersthéniques*. — Régime et règlement de vie pour l'une et l'autre formes de colère.

Pour calmer un enfant en proie à une crise de colère, nous ne savons guère employer que de très vieux moyens, en usage depuis que le monde est monde, expédients tout de même trop simples, qui consistent soit à mener le petit diable en face d'une glace pour le contraindre à prendre conscience de sa grimaçante laideur, soit à vouloir dominer sa fureur par une fureur plus intense, avec cris, menaces et coups, ce qui n'est point d'un bon exemple.

D'autres, plus avisés et de tendances plus modernes, ont recours à la douche froide sous la forme simplifiée d'un peu d'eau projetée à la figure du méchant gamin, ou, dans les cas plus graves, du jet dru, dardé en pleine face, d'un siphon d'eau de Seltz, la précaution étant prise d'entourer d'une serviette épaisse le cou et les épaules, qu'il faut éviter de mouiller.

Encore qu'il ne remédie pas **aux causes** profondes du mal, ce procédé n'est pas à dédaigner, d'autant qu'il semble s'inspirer de cette juste idée que la colère n'est pas très différente d'une attaque de nerfs.

*
* *

Oui, certes, la colère n'est, à tout prendre, qu'une attaque de nerfs pendant laquelle on ne perd pas tout à fait connaissance et qui nous laisse à demi conscients.

De cette manière de voir, à présent adoptée par la grande majorité des physiologistes et des psychologues de tous pays, j'ai fait naguère la démonstration méthodique, tout au long d'un chapitre de mon essai de *Médecine de l'Esprit*, et ce n'est point ici le lieu de la refaire. Mais pour que cette interprétation ne vous paraisse pas trop paradoxale, à vous tous qui êtes habitués à ne considérer dans les colères de vos enfants que mauvaise intention d'un esprit libre de mieux faire, essayons de regarder d'un peu plus près ce phénomène; remontons à ses causes pour aboutir au traitement rationnel de cette maladie de l'âme, qui relève du médecin au même titre qu'une névrose.

*
* *

Tout comme l'attaque de nerfs, la crise de colère est une explosion de force en trop, d'énergie nerveuse accumulée, qui ne peut plus rester en nous et qui se fait jour au dehors par des cris, des convulsions du visage et des membres, des gestes véhéments, des contractions musculaires désordonnées.

La véritable fureur est aveugle, elle ne connaît plus de but, et nous la voyons s'attaquer aux êtres ou aux objets les plus innocents, brutaliser un animal fidèle, casser un bibelot chèrement acquis, mettre en lambeaux ou lancer furieusement aux murailles quelque livre familier qui est presque un ami.

C'est un mot irritant, c'est un désir inassouvi, c'est un espoir manqué, un obstacle survenant à l'encontre de nos tendances du moment qui font éclater cette crise. Mais tout au plus c'est là l'étincelle déterminante. Pour que l'explosion se fasse, il faut une prédisposition du cerveau, une tension préalable. On sait bien cela, dans les familles où il y a

des gens nerveux : à certains jours, rien ne
les tire de leur indifférence, tandis qu'à d'autres moments, ils se mettent en rage sous
les plus futiles prétextes; ils ont une colère
toute prête, latente, qui ne demande qu'à
éclater, et le premier motif venu sert bien
plutôt à la justifier, à lui donner une apparence raisonnable, qu'à la produire.

*
* *

La colère est, en somme, affaire de disposition préalable du système nerveux. Selon
que nous voilà calmes ou frémissants, énervés
par la tension électrique de l'air ou par
quelque breuvage tonique, nous nous indi-
gnons d'une chose ou nous nous révoltons
d'un mot qui, quelques heures auparavant,
nous aurait fait sourire.

L'observation attentive des enfants iras-
cibles m'a révélé à ce propos bien des choses
intéressantes. Celle-ci, notamment.

On retrouve chez eux au moins deux sortes de colère : la colère des petits *neurasthéniques*, des tempéraments habituellement faibles, accidentellement irritables, et la colère des tempéraments *hypersthéniques*, excessifs, plus vigoureux qu'il ne faudrait.

*
* *

La première n'est rien qu'un feu de paille, parfois terrible, mais vite éteint ; les enfants qui appartiennent à cette catégorie nous montrent des alternatives de tendresse et de violence. Ils n'ont pas mauvais cœur. Leurs vivacités les plus fougueuses ne tiennent pas longtemps ; dès qu'elles ont pris fin, ils les oublient le plus facilement du monde, et ils s'étonnent qu'on puisse leur en garder rigueur. Ce sont, pour la plupart, de délicats et fragiles gamins, sensibles, impressionnables, vibrants à l'excès, mais sans férocité foncière.

L'autre sorte est plus profondément méchante. Ici, c'est la tendance presque constante à la destruction, le plaisir ordinaire à nuire, à torturer les animaux, à quereller les camarades, et cela chez de petits gars vigoureux aux chairs fermes et au teint vif, mangeant avec une voracité parfois stupéfiante, toujours en mouvement, grimpant aux arbres, escaladant les murs, prompts à mordre ou à frapper leurs compagnons de jeux, braves d'ailleurs, sans crainte pour leur propre peau.

Ce sont là des tendances, on peut dire opposées, qu'il faut évidemment traiter par des procédés dissemblables.

*
* *

Les uns sont de simples neurasthéniques qui, généralement, s'améliorent vite et bien quand on les prend comme il convient.

Les autres, plus profondément atteints,

sont assimilables, sinon aux épileptiques —
ce mot-là est bien gros — du moins à quelque
chose d'approchant. Ces enfants, foncièrement malicieux, naturellement féroces, naissent assez souvent de pères alcoolisés, ou
intoxiqués dans leur jeunesse ; un bon nombre
d'entre eux ont des sœurs ou des frères tou-
chés par le *morbus sacer*, ou bien encore ils
sont sujets eux-mêmes aux crises de haut
mal, alternant avec leurs accès de fureur.
Ceux-là aussi sont susceptibles de quelque
amélioration par l'emploi d'un traitement
approprié à leur tempérament.

Pour montrer d'une façon un peu vivante,
et pour ainsi dire tangible, comment il est
possible de traiter efficacement ces deux
sortes d'enfants nerveux, il me faudrait pouvoir vous raconter quelques histoires vraies,
quelques « observations », comme nous en
avons maintenant en grand nombre. Rien
ne serait plus instructif. Mais ce livre
n'y suffirait pas, et je dois me borner ici

à énumérer sèchement, ainsi que sur une ordonnance, les indications principales, dans l'un et l'autre cas.

A. — Traitement de la colère chez les enfants neurasthéniques (faiblesse irritable).

1° Régime alimentaire réduisant au minimum les fermentations anormales, source fréquente d'empoisonnement pour le cerveau. Ce régime supprime l'alcool et les excitants du système nerveux (vin, café, liqueurs, etc.), les sucreries, les aliments acides, les aliments gras, les conserves alimentaires, les viandes faisandées, les mets épicés, les poissons lourds, les crudités, les légumes indigestes.

L'enfant ne boira que de l'eau ou du lait.

Les accès de colère étant, chez lui, des réactions nées sur un fond de faiblesse, il faut lui donner une alimentation assez riche en principes nutritifs, des œufs, des poissons légers, de la cervelle, du ris de veau, des purées de lentilles et de légumes verts, de la viande plutôt un peu cuite (veau, poulet, bœuf et mouton), du pain rassis ou grillé, enduit de beurre de bonne qualité et fortement saupoudré de sel gris.

2° Son petit règlement de vie devra être fixé une fois pour toutes et exécuté avec une parfaite précision. Il s'éveillera, mangera, travaillera, s'amusera, se promènera et s'endormira toujours à la même heure. Le dimanche même, il faudra lui faire faire, le matin, une heure de travail. J'ai connu un petit garçon qui n'avait guère d'accès de méchanceté que le dimanche : son humeur s'est montrée beaucoup plus égale depuis que j'ai conseillé de lui donner une leçon supplémentaire ce jour-là.

La régularité de vie est ici d'une importance primordiale. L'enfant, sachant que, quoi qu'il fasse, telle heure de la journée appelle tel genre d'exercice, ne se révolta bientôt plus contre l'inévitable : combien fréquemment ces jeunes cerveaux ne se laissent-ils aller aux démonstrations violentes que dans l'espoir secret qu'on cédera pour obtenir la paix! La seule façon de n'avoir jamais à se fâcher contre un enfant, c'est de ne pas laisser naître en lui l'espérance inutile de jouer une demi-heure de plus ou de se coucher un quart d'heure plus tard.

3° Le petit nerveux se trouvera bien de pratiques hydrothérapiques (tub quotidien, drap mouillé, friction au gant de crin suivie d'une lotion à l'eau alcoolisée). La gymnastique et le jeu au grand air le fortifieront méthodiquement, tout en faisant dérivatif à ses excès momentanés de tension nerveuse.

4° Comme médicaments, un peu d'huile de foie de morue en hiver, quelques préparations phosphatées en été.

C'est en lui donnant progressivement de la force, c'est en procurant du ton et, comme on dit, de l'assiette à son système nerveux qu'on mettra fin à ces réactions vives dont la faiblesse même est la cause prédisposante. Guérir un de ces jeunes neurasthéniques de sa débilité, c'est le guérir du même coup de son irritabilité.

B. — TRAITEMENT DE LA COLÈRE CHEZ LES ENFANTS HYPERSTHÉNIQUES.

1° Régime alimentaire moins tonique que le précédent ; alimentation quasi végétarienne (à l'exception, bien entendu, des légumes indigestes, comme les asperges, les choux, les haricots, etc.).

2° Vie au grand air. Exercices physiques fréquents, marches un peu prolongées.

3° Comme médicaments, du bromure de potassium, donné à la façon moderne, c'est-à-dire associé à des toniques du cœur (digitale, adonis vernalis), ou mieux aux injections hypodermiques de sérum artificiel.

4° Donner au moins trois fois par semaine

un bain électrique statique, ou d'eau salée.

Soignés un peu comme des névropathes à convulsions musculaires — Maudsley appelle leurs colères des « convulsions psychiques » — ces méchants petits hommes s'améliorent ordinairement d'une manière inespérée.

Quand ils sont nés d'un père trop imprégné d'alcool, leur maladie résiste quelquefois aux traitements les plus actifs. N'oubliez pas cela, jeunes hommes qui ne savez plus vivre sans apéritifs, rouges-bords, petits verres, bocks entassés à votre table de café. Vous aurez un jour des enfants dont la méchanceté vous surprendra et vous irritera très fort, et que vous fouetterez violemment pour les punir des excès que vous aurez commis dans le temps où vous leur avez communiqué la vie.

Nous ne serons que d'abominables sauvages tant que nous ne prendrons pas conscience des devoirs que nous impose, dès notre adolescence, notre paternité future.

CHAPITRE XII

L'enfant peureux.

Sommaire. — L'enfant cruel et l'enfant craintif. — Analyse psychologique des causes de la peur; reflet mental d'un état de débilité fonctionnelle, et conscience trop parfaite du danger. — Courage et civilisation. — Inconvénients de la peur et moyens d'y remédier : thérapeutique rationnelle.

Au printemps, lorsque j'ai, par hasard, quelques minutes de loisir, je m'en vais volontiers m'asseoir dans une allée du parc Monceau, près de l'endroit où tout un groupe de jeunes enfants a pris coutume de venir jouer.

Feignant de lire, j'assiste à leurs ébats de fines bêtes bondissantes, et je m'intéresse à leurs cris, à tous leurs mouvements sans but, émis pour rien, par simple expansion joyeuse, pour le plaisir de vivre avec ardeur, de rendre à l'atmosphère qui les sature de sa force tout ce qu'ils savent lui restituer en échange, des contractions musculaires et des éclats de voix.

Apaisés au bout d'un moment, les voilà qui font cercle et causent. Ils ont bien de cinq à douze ans; sérieux, affairés, ils prennent des airs d'hommes, et laissent voir des fronts préoccupés.

Du reste, à six ou sept qu'ils sont, ne résument-ils pas le monde? Ils me montrent en embryon toutes les émotions humaines dont, plus tard, ils seront seulement plus aptes à dissimuler ou à différer l'expression visible.

J'ai vu naître et fleurir en ces jeunes esprits la compatissante bonté, la vaillance, la colère, la peur, la paresse, la joie, la tristesse rêveuse, le désir de justice, la soif d'impunité. J'ai assisté de près à la première éclosion de l'esprit d'initiative et du besoin d'association. J'ai discerné celui qui organise, commande, et veut mener les autres à la victoire, et s'adjuger la plus grosse part du butin. J'ai reconnu l'âme docile qui semble née pour obéir et dépendre d'un maître, l'intelligence imaginative qui propose des jeux nouveaux et sait inventer des histoires. Et j'ai vu les petites filles, coquettes, précoces, avisées, celle-ci laissant deviner ses préférences pour le plus fort, celle-là pour le plus subtil, le plus caressant, le plus doux.

*
* *

Sous mes yeux, deux tempéraments opposés, celui d'un enfant énergique jusqu'à l'excès, et celui d'un enfant craintif, se sont révélés, à peu près de la manière que voici.

Le petit Robert a six ans. C'est un gamin trapu, solide, à mine florissante, avec des lèvres minces, des yeux aigus, trop rapprochés du nez, qui lui font un visage dur. On entend son institutrice se lamenter sans cesse sur la peine qu'il lui faut prendre pour asservir à la réflexion cette intelligence bornée, au point de vue notamment de la faculté d'attention. En revanche, à l'heure du goûter, il est premier pour la gloutonnerie, et il ne cache pas son goût pour les jeux violents où il faut courir fort, terrasser l'adversaire, où il y aura quelques chances d'en venir aux mains. Il frappe volontiers : on dirait que les coups qu'il donne le soulagent, lui font du bien. Au demeurant, le meilleur fils du monde. S'il n'a rien d'un intellectuel, ce bambin de six ans est d'un courage invraisemblable : il s'attaque sans cesse à des gamins deux fois plus gros que lui.

Plus grand, plus âgé d'une année, le jeune Marcel est tout autre. Fluet, un peu pâlot, grêle de membres, délicat de visage, sa fri-

mousse expressive est toute pétrie de tendresse, de tendresse affinée, rehaussée de
malice et d'esprit. Celui-là n'est pas belli-
queux; il préfère les jeux tranquilles et
craint évidemment les coups. Bavard et ima-
ginatif, il perfectionne volontiers ou invente
des manières de s'amuser plus littéraires que
guerrières. Par exemple, on entend sa petite
voix s'écrier :

« Une idée... Nous serions de pauvres
enfants perdus dans la forêt... »

Et, dans ce cas, c'est Robert qui fait l'ogre,
et Marcel le Petit Poucet. Robert aime à se
faire craindre, et Marcel joue beaucoup plus
volontiers les rôles capables de provoquer
de l'attendrissement.

*
* *

Une fois seulement, j'ai vu Robert en
veine d'invention. Voici ce qu'il avait imaginé.

« Toute cette allée est à moi, et celui qui y passera sera battu », annonça-t-il d'un ton de froide résolution.

Quelques instants après, oublieux de cette injonction, ou sceptique peut-être, Marcel passa par cette allée. L'autre sauta sur lui, lui empoigna la main et y marqua ses dents d'un bon coup de mâchoire.

Je m'attendais à quelque furieux combat. A ma vive surprise, je vis l'enfant mordu, bien loin de riposter par une énergique bourrade — il était cependant le plus âgé et le plus grand, — se mettre à pleurnicher, puis se réfugier peureusement dans le giron de son institutrice pour lui raconter ses malheurs.

Devenu maître du terrain, Robert, fort dédaigneusement, le traita de « mouchard », et parut concevoir, de sa propre supériorité sur ce peureux et sur ce délateur, l'idée la plus avantageuse.

* *
*

En quittant le jardin, un peu honteux — car mes préférences allaient vers le petit être de tendresse et d'intelligence de qui la couardise n'était pas sans m'humilier, — je méditais sur ce double et parfait exemple d'intrépidité tyrannique et de déplorable faiblesse, et je tâchais de le comprendre.

Robert m'apparaissait comme le véritable type du tempérament militaire, tel qu'il fut jusqu'à notre temps, où l'art de la guerre n'est presque plus qu'une science réfléchie. Cet enfant, peu enclin aux choses de l'esprit, révélait dans toutes ses actions le sentiment intime de sa souplesse et de sa force, l'inconscience du danger, le besoin naturel de dépenser son énergie en trop, la vapeur sous pression qui débordait sans cesse de sa machine cérébrale. Impropre à refréner ses impulsions, il pourrait tourner mal un jour si son énergie tumultueuse ne trouvait où s'utiliser légalement; mais il faut bien penser que, si les circonstances le favorisent, il peut devenir un héros, et se faire, dans une armée coloniale, par exemple, ou dans quelque hardi voyage d'exploration, un nom couvert de belle et bonne gloire.

Quant au jeune Marcel, n'avait-il pas surtout le tort de devancer son temps de quelque centaine d'années?

Un jour viendra, en effet, croyez-le, où les querelles, qui maintenant encore nous mènent au duel, se videront devant un tribunal. Dès maintenant ne s'adresse-t-on pas à la « justice de son pays » dans bien des cas où jadis on avait recours au jugement de Dieu, sous forme de combat en champ clos, ou simplement de pugilat?

En se réfugiant dans les bras de sa gouvernante, mon jeune ami faisait ce qui sera un jour considéré comme le bien. Il avait conscience nette — beaucoup trop nette assu-

rément — de sa faiblesse musculaire, de
l'indolence de son tempérament et de la
poigne de son adversaire. Il se disait qu'une
riposte de sa part ne pourrait qu'exaspérer
l'autre et le conduire à de pires extrémités,
et lui aussi il murmurait dans sa cervelle
raisonneuse et prudente l' « à quoi bon? »
des philosophes pessimistes contemporains.
Désespérant de lui-même, répugnant à la
lutte où ne pouvait manquer d'éclater son
infériorité native, il préférait avoir recours
à la justice de paix, à l'autorité légale, ici
représentée par son institutrice.

L'un, tout en impulsions, retardait un peu
sur son temps et sentait son jeune sauvage ;
l'autre, trop réfléchi, modérait par trop ses
réflexes, et méritait d'être traité de lâche,
étant données les mœurs de notre époque qui
sont un assez incohérent mélange de façons
tout à fait barbares et d'aspirations à un état
civilisé.

**

Mais sous prétexte que l'humanité évolue manifestement vers des usages pacifiques, je ne puis pourtant pas admettre que mon ami Marcel ait eu raison de se comporter d'une aussi piteuse manière. Il faut bien s'adapter aux mœurs de son milieu, si l'on ne veut pas trop durement en souffrir. Très supérieur, intellectuellement, à son camarade Robert, il ne lui en demeure pas moins inférieur, socialement.

Efforçons-nous donc de déloger la peur du cerveau de nos fils. Nous ne pourrons y réussir qu'en nous faisant une idée claire du mécanisme de cet état d'esprit.

Nos connaissances actuelles sur cette forme de débilité mentale nous permettent de dire que la crainte est, dans un très grand nombre de cas, simplement le reflet mental d'un état médiocre de vitalité, d'une certaine

faiblesse dans le fonctionnement de l'organisme. Notre petit Marcel est bien certainement un jeune ralenti de la nutrition; il
n'y a qu'à le voir pour se faire une idée
suffisante de la pauvre tonicité de sa muscu-
lature, de la mollesse de son cœur et de ses
artères, de la paresse de son estomac. Combien d'enfants pareils à lui ne m'a-t-il pas été
donné d'examiner à fond! Or, de tous les
organes de son corps, les nerfs de sensibilité portent sans cesse à son cerveau des
notions de fonctionnement languissant et de
vie peu ardente. D'autre part, songez que,
pour son âge, sa pensée est relativement très
nourrie, très meublée. Ne le voyez-vous pas,
fréquentant les grandes personnes, rechercher leur conversation, et parler un peu
comme un homme? Il fait de très nombreuses et très vives associations entre les
images mentales qui peuplent déjà les cellules de son écorce grise; il a pris tout petit
l'habitude de comparer, de juger, d'être pru-

dent et sage, de différer ses réflexes, de refréner la propension naturelle qui est de rendre coup pour coup.

*
* *

Voilà donc deux ordres de causes. A l'une comme à l'autre il est possible d'opposer un traitement rationnel.

Commençons par accélérer la nutrition retardante. Tonifions cet organisme, non pas tant par des drogues plus ou moins indigestes que par une hygiène habile, par des stimulations scientifiquement réglées du système nerveux.

Faisons usage de l'hydrothérapie, des bains salés, des frictions sèches et alcoolisées, de la gymnastique moderne, tonique et enhardissante, et, s'il le faut, des injections de sérum qui procurent, au premier chef, ce sentiment de joie à vivre, d'optimisme, de

santé pleine avec laquelle la lâcheté n'est
guère compatible. Le courage est de l'optimisme; c'est une vigoureuse espérance, ai-je
dit autrefois. Et je crois toujours que c'est
vrai. L'optimisme lui-même n'est guère
qu'une affaire de tension artérielle, d'obscur
sentiment de sa force. La preuve, c'est qu'un
homme peureux et le plus timide du monde
peut s'enhardir jusqu'à devenir insolent et
féroce, pour quelques bons verres de vin.
Notre thérapeutique fait de façon durable,
inoffensive et méthodique, ce que le cham-
pagne ou le café ne font que pour quelques
instants.

Cela posé, aux images mentales qui peuplent un cerveau peureux opposons sans
répit des images adverses. Faisons toucher
du doigt la honte dont on est couvert pour
avoir reculé, et montrons par expérience que
les coups ne sont pas si redoutables, après
tout. Une fois ou deux, contraignons nos
enfants à se battre, à marcher au combat,

pour qu'ils apprennent par eux-mêmes que, quand on est dans l'animation de la lutte, on ne sent même pas les heurts de l'adversaire.

**

Un homme qui, depuis, a donné quand il a fallu des preuves de bravoure, m'a raconté l'histoire que voici :

Vers l'âge de douze ans, élevé de trop près par une mère d'une infinie tendresse, il n'avait rien de précisément héroïque. Un jour, en sortant de la classe, un camarade, plutôt un peu brutal, lui cracha au visage, et comme on le savait timoré, leurs amis décidèrent que l'injure serait lavée par un duel de boxe dans l'allée déserte d'un square. On constitua des témoins, et le combat eut lieu.

L'insulté attendit qu'on lui portât le pre-

mier coup — qui fut d'une rare violence.
Aveuglé de colère, à son tour il frappa, et il
restituait si exactement chaque bourrade
que, littéralement, il n'en avait pas conscience. Son activité motrice utilisait ses
sensations avec une rapidité telle et si tota-
lement qu'il n'avait même pas le loisir de
les percevoir ; il les écoulait à mesure ; automatiquement, par le mécanisme réflexe, le
coup donné se métamorphosait en coup
rendu. Quand on les sépara, le moins brave
avait vaincu l'autre, et depuis lors, par expérience, il a cessé d'être craintif.

Dans un ouvrage tout récent, un bon
philosophe, M. Dugas, étudiant le phénomène de la timidité, est conduit à écrire en
fin de compte une sorte d'éloge de ce défaut,
qui est souvent celui des intelligences d'élite.
La timidité et la peur sont très souvent le
lot des plus délicates natures. Ne déplorez
pas trop que vos enfants en soient atteints.
C'est une preuve qu'ils ne sont pas tout à

fait des sauvages. Mais travaillez pourtant à les guérir, pour les placer à égale distance du trop d'impulsion et du trop de prudence, en ce juste milieu où réside toute sagesse.

CHAPITRE XIII

L'enfant peureux (*suite*).

Sᴏᴍᴍᴀɪʀᴇ. — La conception de Descartes et celle de Mosso sur la peur. — Conception des physiologistes contemporains et ses conséquences thérapeutiques. — Conditions physiques favorisant la peur. — Les terreurs nocturnes et leur traitement.

« Pour exciter en soi la hardiesse et ôter la peur, il ne suffit pas d'en avoir la volonté, mais il faut s'appliquer à considérer les raisons, les objets et les exemples qui persuadent que le péril n'est pas grand ; qu'il y aura toujours plus de sécurité en la défense qu'en la fuite ; qu'on aura de la gloire ou de la joie d'avoir vaincu, au lieu qu'on ne peut attendre que du regret ou de la honte d'avoir fui, et choses semblables... »

C'est le vieux Descartes qui parle ainsi, et sa sagesse est toujours sage. Les moralistes d'à présent n'ont que fort peu de chose à ajouter à ce précepte.

L'Italien Mosso nous dit que le courage dépend de trois éléments essentiels : la nature, l'éducation et le raisonnement, et que chacun de ces trois éléments peut être cultivé de manière à suppléer au défaut des deux autres.

Considérons la tendance à la peur comme une maladie de l'imagination — reflet mental d'un état de faiblesse fonctionnelle, de ralentissement de la vitalité — grâce à quoi l'esprit ne peut plus concevoir que l'impossibilité de vaincre, que l'inutilité de la résistance, de la lutte, et complétons la pensée de Descartes et la conception de Mosso en disant : un traitement rationnel de l'état habituel de crainte devra consister dans une éducation comprenant à la fois ce qu'on est convenu d'appeler le physique et le moral.

Il faut tonifier le système nerveux, rehausser le cran de la vitalité, accélérer la nutrition, pour que les nerfs de sensibilité, qui ont charge de renseigner constamment le cerveau sur l'intensité fonctionnelle de tous les organes, lui portent désormais le sentiment de vigueur pleine, d'activité toute prête, de vie intense.

Il faut accoutumer l'enfant aux exercices de gymnastique et aux jeux un peu violents, où sa hardiesse s'affirme, où sa force s'entraîne, où sa souplesse se développe, où s'adaptent ses mouvements, où il prend conscience de toutes ses ressources.

Enfin, si sa pensée nourrit encore, après cela, quelques images conseillères d'excessive prudence, donnez-leur la chasse, et tâchez de les remplacer par des images opposées; faites ce que voulait Descartes : de la persuasion — de la suggestion, comme on dit aujourd'hui. Elle mordra facilement, si vous avez préparé le terrain par les moyens que nous venons de dire.

Remarquez encore à quel point la peur dépend de certaines conditions physiques. Chacun sait que la femme est ordinairement plus timorée que l'homme, l'être malade que l'être bien portant, le soldat à jeun que le troupier solidement nourri.

Tel enfant, que nous voyons courageux au grand jour, frémit d'effroi et s'abandonne à imaginer mille dangers dès qu'il est plongé dans la nuit. Certes, l'obscurité — par le fait même qu'elle supprime toute réalité extérieure, tout contrôle objectif — laisse le champ plus libre aux créations mal ordonnées du subjectif. Mais il n'y a pas que cela. Si nous ne concevons alors qu'images terrifiantes, si nous n'avons que des tendances vers l'effroi, c'est que le tonique incomparable qu'est l'excitation lumineuse, nous manque.

Si presque toutes les peuplades primitives ont divinisé le soleil, c'est parce que leur conscience animale le leur montre, non seulement comme le père des végétations nourricières, mais encore comme le grand soutien, comme la grande source d'énergies humaines. Nous-mêmes, par un jour radieux, ne sommes-nous pas beaucoup plus alertes, beaucoup plus vivants que par un ciel de plomb? Le soir, dans un appartement, un éclairage trop discret, une lueur de sépulcre nous oppresse, nous rend tristes et déprimés, tandis que la vive lumière des lampes électriques nous procure de l'optimisme.

*
* *

Et je voudrais, à ce propos, dire un mot des terreurs nocturnes si fréquentes chez les enfants.

Elles sont de deux sortes :

Il y a d'abord les petits qui ont peur dans l'obscurité, qui pleurent pour ne pas demeurer sans lumière, et qui ne s'abandonnent avec confiance au sommeil que si leur chambre est un peu éclairée.

Il faut habituer ceux-là à s'endormir dans l'obscurité. Mais gardons-nous de le faire brutalement et tout d'un coup. Ne décidez pas, par exemple, un beau soir, que bébé devra désormais demeurer sans lumière. Il pourrait en souffrir beaucoup, s'en énerver d'une façon fâcheuse. Procédez méthodiquement. Prévenez-le plusieurs jours à l'avance de ce qui l'attend; accoutumez bien sa pensée, prenez des précautions, procédez progressivement. Permettez un peu de lumière dans la pièce à côté, la porte demeurant ouverte; puis, tout en tonifiant son jeune cerveau, faites-lui honte, amenez-le — on y arrive avec un peu d'habileté — à demander lui-même à faire comme un homme. Un enfant de ma connaissance, doué de la plus vive imagination, ne manquait pas — lorsque la nuit se faisait dans sa chambre — d'apercevoir la vision, vraiment pénible, que voici. A la fenêtre, pourtant close, apparaissait une énorme figure, la face affreuse d'un géant qui surgissait pour regarder ce qui se passait dans la chambre, comme surgit la lune, au sommet des montagnes, pour regarder ce qui se passe dans les vallées... Et peu à peu, cette figure s'avançait, se courbait sur sa couche, et l'approchait à l'étouffer. Une médication tonique, un bon régime alimentaire, quelques sages conseils dissipèrent ces demi-hallucinations, très fréquentes chez les petits nerveux héréditaires.

*
* *

Quant aux terreurs nocturnes proprement dites, qui constituent une véritable maladie, classée, décrite par tous les traités de pathologie infantile, elles guérissent vite et bien par les mêmes moyens, et notamment par une alimentation soigneusement réglée et modérée au repas du soir.

Cela prend les bébés entre deux et sept ans.

L'enfant a dîné à la table paternelle, a bu un peu de vin, s'est bourré de mie de pain, de sauce, de sucreries, de crudités, de fruits indigestes. Puis il s'est endormi d'un sommeil à la fois profond et agité ; il transpire abondamment, se tourne et se retourne dans son lit, murmure des mots confus ou pousse des gémissements. Et tout à coup, il s'éveille en sursaut, s'assoit sur son lit, crie, pleure, parle de bêtes épouvantables ou de méchants hommes venus pour le tuer. Le petit halluciné qui continue, les yeux ouverts, son rêve, ne reconnaît pas ses parents qui tâchent vainement à calmer sa terreur. Au bout de quelques minutes, le fantôme s'évanouit, la crainte se dissipe, le pauvre petit se rendort.

Rien n'est plus impressionnant. Soignez son estomac, et cette scène pénible ne se reproduira plus.

Voilà comment on peut guérir les différentes formes de la peur chez les enfants. Il est, je pense, inutile de dire qu'il faut proscrire les récits terrifiants, les menaces de croquemitaines, de fantômes et de loups-garous, moyens stupides inventés par la veulerie des parents et des bonnes qui, pour se débarrasser d'une scène d'insubordination, n'hésitent pas à fausser l'esprit de leurs marmots, et à les rendre, comme à plaisir, malades et difformes d'esprit.

CHAPITRE XIV

Les paresseux.

Donc, votre fils est paresseux... Par ce mot-là, qu'entendez-vous au juste, je vous prie ?

— Que voilà un garçon aux joues fermes et rouges, à l'appétit superbe, joueur, tapageur, boute-en-train, à qui vigueur et vitalité haute ne manquent point dès qu'il faut s'amuser, mais qui, dès qu'on entre à l'étude, bâille et perd tout élan. Et vous le tenez pour responsable de l'inertie de son esprit, la maladie ou la faiblesse originelle ne pouvant être invoquées comme excuse.

Certes, ce type existe de l'enfant qui n'est paresseux que quand il s'agit d'accomplir un devoir, et nous avons le sentiment de le rencontrer fréquemment. Cependant le problème n'est pas tout à fait aussi simple. Bon nombre d'éducateurs, et beaucoup de parents, se font, ici encore, de très fâcheuses illusions; presque toutes ces choses-là se jugent chez nous par idées toutes faites. Nous regardons la vérité la plus moderne avec les besicles rayées et encrassées que nous léguèrent les pédagogues de la Renaissance; nous concevons ces questions comme ils les conçurent à une époque où l'urgent était de tirer d'une ignorance fort sauvage et de polir, par les humanités, de rudes gentils-hommes trop exclusivement enclins aux duels, à la guerre, à la chasse cruelle.

Dégageons-nous enfin de tout leur héritage, et tâchons de comprendre librement, par nous-mêmes, ce que nous avons sous les yeux. Cherchons de quoi dépend la paresse d'un écolier, et voyons clairement quelle part de responsabilité nous incombe dans tout ce qu'il souffre d'ennui, dans tout ce qu'il nous donne en retour d'indolence, dans tout ce qu'il gaspille de temps en bâillements et en musarderies, pendant les dix années que durent ses études.

*
* *

Un premier point.

Souvent, beaucoup plus souvent qu'on ne croit, un petit paresseux, qu'on étudie de près, se révèle neurasthénique, et nous voyons son incapacité à l'effort soutenu d'attention dépendre, sinon d'une maladie formelle, du moins d'une nutrition ralentie,

d'un fonctionnement languissant du cerveau.
Ce n'est point là une affirmation purement
doctrinale, mais bien l'aboutissant d'études
sans parti pris sur les enfants, aujourd'hui
fort nombreux, qu'il m'a été donné d'observer avec quelque suite.

Lorsque, pour un motif ou pour un autre,
le système nerveux de l'homme voit mollir
sa tonicité, chacun de ses organes n'apporte
plus à l'exécution de sa tâche que faiblesse
et demi-sommeil. L'appétit à l'ouvrage reparaît quand reparaît une tonicité générale
plus haute. Pas plus que l'estomac ou que le
cœur, le cerveau n'échappe à cette loi.

Aussi estimons-nous qu'en bonne psychologie il faudrait éviter toute délimitation trop
nette entre la paresse proprement dite et
l'incapacité maladive au travail. Gardons-
nous, pour le moins, de baser notre traitement de la paresse sur cette idée, vraiment
trop simple, qu'un écolier plein d'indolence
pourra toujours devenir à son gré, du jour

au lendemain, un modèle d'activité laborieuse. Ne disons pas qu'il n'aurait qu'à vouloir pour pouvoir, de crainte qu'il ne soit doué d'une volonté maladive, et qu'il ne sache pas, ou qu'il ne puisse pas vouloir.

Comprenez-moi. Je sens aussi bien que vous comme il serait absurde de mettre sur le même plan le paresseux si bien portant que nous évoquions tout à l'heure, et le pauvre marmot, convalescent d'une maladie grave, maigre, pâli, ne tenant pas debout, la cervelle tout à fait vide. A celui-là, personne ne demande d'efforts, sachant qu'il en est dispensé.

Mais la grande majorité des enfants peu laborieux, vous la rencontrerez à mi-chemin des deux extrêmes. Le paresseux en parfaite santé est fréquent surtout en théorie. Le plus souvent un cerveau sans entrain s'accompagne d'un estomac tardif et dilaté, d'un cœur aux battements mous, d'une pression artérielle basse, d'un ralentissement notable dans l'activité des échanges qui constituent la nutrition. Ce n'est pas l'esprit seulement, mais bien tout l'organisme qui se relâche. J'en connais qui ne supportent pas la marche, et que lasse même le jeu, pour peu qu'il soit actif.

Ces marmots-là, quand leur répétiteur ou leur instituteur les astreint à plus d'une heure ou deux de travail soutenu, d'attention forcée, vous voyez leurs yeux se cerner, leurs petits traits s'amollir, se tirer. Donnez-leur un peu de repos ou quelque nourriture, et leur visage reprendra des couleurs, de la vie. Un gamin de huit ans, pour lequel on m'a consulté, a inventé tout seul de s'étendre sur le tapis pour congestionner un peu sa tête anémiée et rappeler les idées qui s'envolent. Ainsi faisait Jean-Jacques qui, pendant des années, ne put dicter sa prose que couché.

En pareil cas, le péché de paresse n'est rien d'autre que le reflet mental d'une toni-

cité générale très basse, d'une pauvre
énergie vitale. On le guérit par l'emploi des
toniques, par l'entraînement progressif, par
une hygiène à la fois corporelle et psychique
sur laquelle nous reviendrons avec quelques
détails. Contentons-nous de dire pour l'instant qu'elle n'a rien à voir avec ces cajoleries et ces menues lâchetés maternelles qui,
sous prétexte qu'un enfant manque de vie, ne
visent qu'à l'efféminer un peu plus.

*
* *

Mais à supposer que nos fils aient une
santé très normale, un système nerveux
sans tare, et des forces très suffisantes,
avouons que nos procédés actuels d'éducation les emploient de façon tout à fait illogique.

Un enfant de sept à quinze ans, n'ima-
ginez pas que ce soit autre chose qu'un

gentil petit animal porté par sa nature intime uniquement à respirer, à manger, à courir, à dormir, à prendre de la force et à en dépenser, à vivre. Sans doute il observe le monde, compare les choses entre elles, se fait ses petites idées, connaît la curiosité. Un livre racontant quelque fable amusante saura le retenir. Mais il a grand'peine à comprendre l'intention du maître qui l'arrache à ses jeux et le contraint à s'occuper de choses pour lesquelles il n'éprouvera de goût naturel que plus tard.

Je reconnais très volontiers qu'avec la concurrence actuelle il faut de fort bonne heure armer nos fils de l'instruction nécessaire, la vie étant courte et le nombre de nos connaissances grandissant avec une rapidité vertigineuse. Mais tout de même on commence un peu tôt. Quand un jeune garçon se décide seulement vers la quinzième année à entamer les études classiques, voyez comme il a vite fait de brûler les étapes, et

de rejoindre ceux qui se traînent lamenta-
blement depuis la classe de huitième sur les
mêmes études! C'est que son esprit se propose avec ardeur un but précis, tandis que
nos écoliers en classe ou à l'étude n'ont,
pour la plupart, d'autre fin que de s'en aller
vite en récréation, et de tuer les heures tant
bien que mal jusqu'au moment du jeu.

*
* *

Je vois autour de moi des enfants de sept
à huit ans. Deux fois par semaine, ils vont
au cours où se fait leur instruction générale; ils y apprennent : l'orthographe (dictée
et mots d'usage), la grammaire, l'analyse
grammaticale, le calcul, la géographie, des
biographies de grands hommes, de l'histoire
sainte; prennent des leçons de choses et
récitent des fables, sans compter les exercices de lecture, d'écriture et de dessin. Ils

ont, en outre, tous les huit jours, un cours de solfège, un cours de danse, un cours de catéchisme. De plus, tous les après-midi, une heure pour les langues vivantes. Soit, au total, quatre heures ou quatre heures et demie de travail intellectuel soutenu chaque jour. Je sais des cerveaux d'hommes de quarante ans qui ne supporteraient pas une pareille tension. La plupart des occupations de l'adulte, même dans les professions libérales, sont moins fatigantes que l'étude proprement dite, puisqu'elles sont devenues automatiques, un peu machinales et d'autant plus aisées.

Cet esprit individualiste et entrepenant, qui fera des Anglo-Saxons, si nous n'y prenons garde, les conquérants du monde latin et nos maîtres, c'est à leur mode d'éducation qu'ils le doivent autant qu'à leur tempérament originel. Voyez comme ils utilisent et disciplinent, par les exercices physiques incessants, cette tendance naturelle de l'en-

fant à la vie animale, dont nous parlions il
n'y a qu'un instant. Chez eux, les heures
consacrées à la culture intellectuelle proprement dite sont moitié moindres que chez
nous. On ne réclame des écoliers que peu
d'heures d'attention soutenue, mais on veut
que ce temps ne soit pas gaspillé. A vingt ans,
leurs adolescents en savent autant que les
nôtres, et ils apportent dans la vie beaucoup
plus de santé physique et d'énergie morale.
Souvenez-vous, pendant nos classes et nos
interminables études, combien d'heures tout
à fait perdues pour le travail et pour le jeu,
pour l'intelligence et le corps, heures grises,
désolées, à jamais regrettables. Ce sont elles
qui nous laissent un souvenir si lourd, si
morne de notre temps de collège.

Eh bien! ces heures de paresse, elles sont
imputables bien moins au caractère de l'enfant qu'à notre mode d'instruction, qu'il
faudra réformer bientôt de fond en comble
si nous ne voulons pas périr.

Quand donc ferons-nous travailler nos petits seulement le temps nécessaire? Quand donc débarrasserons-nous leurs études de ces notions mille fois inutiles dont on encombre leurs cerveaux, comme pour le plaisir de les empêtrer et de les désarmer dans la lutte future? Quand donc les études latines et grecques seront-elles réservées à une aristocratie restreinte de lettrés? Quand donc aurons-nous le courage de supprimer ce baccalauréat, qui fausse toute la vie nationale, et nous met au rang de la Chine, comme niveau de civilisation?

*
* *

Rappelez-vous vos camarades de collège. Considérez ce que sont devenus les plus brillants, les « forts en thème », ceux qui détenaient comme un fief la place de premier, ceux de qui l'effort d'attention se soutenait sans une défaillance. Ne semble-t-il pas qu'ils aient usé à ce moment-là de leur vie sur le *De Viris* et Boileau, toute leur énergie cérébrale, et que plus tard, arrivés à la vie, il ne leur soit resté de force que pour de modestes labeurs en vue de rôles secondaires? Il y a bien des exceptions à cette règle — je sais des prix d'honneur qui ont fait leur chemin, — mais c'est une règle pourtant.

J'ai souvenir de deux élèves incomparables, l'un au lycée, l'autre chez les Jésuites — car j'ai été nourri des deux enseignements. Je ne sais pas d'esprits plus appliqués, mieux disciplinés, plus constants au travail, plus uniformément attentifs, ni plus vivement éveillés sur la besogne actuellement imposée. Ils comprenaient tout, retenaient tout, s'assimilaient tout, savaient résoudre tous les problèmes, éluder tous les pièges tendus aux distractions des écoliers; si ce mot peut se dire d'intelligences adolescentes, ils étaient éminents. Eh bien! l'un d'eux fait métier de notaire dans un village, l'autre enseigne la rhétorique dans un collège de province, chacun d'eux vient de dépasser quarante ans, et le point culminant de leur vie cérébrale est déjà derrière eux.

C'est que la perfection scolaire aura été pour eux un but, non un moyen. On ne les a dressés qu'à parfaitement obéir, et ils obéiront toujours. On ne leur a pas dit que la vie commençait après, qu'il s'agissait, non pas d'être toujours un élève modèle, mais de devenir bientôt un homme indépendant, valant par soi, capable d'initiative. D'autres qui furent, sinon de véritables cancres, du moins de médiocres lycéens, pour ne s'être pas trop donnés et usés aux premières études, si peu captivantes et si peu utiles, qu'on leur infligeait, ont réservé leur sève, n'ont fleuri que plus tard, mais ont donné des fruits au moment opportun, à l'époque où les efforts comptent.

Sachons donc ne pas souhaiter que nos
enfants soient de trop bonne heure des pro-
diges, et gardons-nous de surcharger leur
pensée, avant l'heure, de notions qui sont de
peu pour l'user de la vie, où presque rien
n'importe à la grande foule des hommes
sinon se « débrouiller », donner un peu de
confort et de paix à sa femme et à ses petits
et contribuer, par sa propre prospérité, à la
prospérité de son pays.

CHAPITRE XV

Les paresseux (*suite*).

SOMMAIRE. — L'éducation devrait être appropriée à chaque vocation naturelle. — L'art d'intéresser les enfants au travail qu'on exige d'eux. — Toujours faire comprendre ce que l'on attend d'eux et pourquoi on l'attend. — Aussi peu d'abstrait que possible; habituer l'enfant à marcher de lui-même à la découverte du vrai. — La paresse a souvent pour cause, ou bien une mauvaise éducation, ou bien une maladie de l'esprit (Talkenberg, Tyndall, H. Spencer).

Nous avons vu, dans notre précédent chapitre, comment des raisons tirées de la médecine et de l'hygiène nous conduisent précisément aux mêmes conclusions qu'adoptent M. Demolins, M. Jules Lemaître et, avec eux, tout un groupe de bons esprits, mus par des considérations d'un autre ordre.

Il nous a fallu reconnaître, en effet, que la paresse d'un bon nombre de nos écoliers est imputable, non pas tant à leur nature personnelle, qu'au système actuellement en usage dans la plupart de nos maisons d'éducation.

Plusieurs de mes camarades d'adolescence, que je vois aujourd'hui faire honorablement ou brillamment leur trouée dans la vie, n'ont été près de moi, sur les bancs du collège, que de pauvres gamins indolents à l'étude, perpétuellement ahuris et ne comprenant goutte aux besognes étranges — versions grecques, vers latins, éloges lyriques de héros, discours latins, harangues de César à ses légions, narrations de tragiques légendes ou de traits éclatants — que l'on exigeait d'eux.

Tel d'entre nous, dont la vocation native était uniquement la vente des cafés en gros, et qui, maintenant, sert excellemment son pays en créant à Madagascar des plantations importantes, ne put pas une fois se laisser captiver par le verbe de Cicéron ou les cadences de Virgile. Loin de s'enthousiasmer pour la fermeté romaine incarnée en quelque Scævola, il demeurait stupide devant des actions qui lui paraissaient excessives. C'est que personne — ni ses parents trop étroitement vaniteux, ni ses maîtres trop automatiques et routiniers — n'avait pris une fois la peine de se demander s'il était né pour le culte des lettres. Bon gré mal gré, on le vouait aux Muses, ainsi qu'on fait encore maintenant de presque tous nos petits bourgeois de France, comme si nous ne devions être qu'un peuple immense de philologues, de romanciers, d'orateurs et de philosophes, un peuple de purs esprits où personne ne consommerait de pain, ni de biftecks, ni de denrées coloniales, mais seulement de la littérature, où le commerce et l'industrie ne compteraient pour rien.

Le camarade auquel je fais allusion n'est

rien moins que poète, et j'estime pourtant qu'il ferait un représentant du peuple, voire un ministre du commerce, utile à ses concitoyens.

*
* *

Pour moi, qui étais originairement dans des conditions différentes, puisque j'ai dans les veines le sang de deux générations de lettrés et d'hommes de science, j'avoue très humblement avoir éprouvé pendant presque tout mon temps de collège, la sensation continue, imprécise et navrante, qu'on m'infligeait, sans même me dire pourquoi, les plus ennuyeuses corvées, qu'on « m'embêtait » pour rien, pour le plaisir. Car nul, jamais, ne prit la peine de chercher à me faire comprendre l'intérêt ou l'utilité, même lointaine, de toutes ces besognes. Élève plutôt médiocre, je travaillais cahin-caha, avec le seul souci de ne pas affliger les miens, et de faire comme les autres, puisque, fatalement, tout le monde devait en passer par là.

Quand on m'a mis entre les mains un livre de géométrie élémentaire on m'a simplement dit qu'il en fallait savoir un peu, en vue du baccalauréat. Aucune idée plus noble ne me fut offerte en pâture; jamais un professeur ne m'a fait entrevoir la raison d'être et l'entraînante poésie d'une science qui permet à l'homme de jeter des ponts sur les fleuves, sur les abîmes, et de mesurer la distance qui nous sépare du soleil!

Captiver les enfants, leur faire d'abord toucher du doigt un but digne d'envie, leur donner les motifs de tous les efforts qu'on exige de leur attention; les traiter en êtres pensants, non en impersonnelles machines; leur demander, au lieu d'une obéissance passive, littéralement dégradante, un élan spontané, le désir actif de connaître; développer en eux avec discernement le besoin, naturel à tous, de curiosité et d'activité cérébrale; les initier au divin plaisir de comprendre; voilà le devoir véritable d'un maître d'école, d'un éducateur digne du rôle magnifique de tuteur d'âmes. Quant à ces distributeurs automatiques de devoirs, de leçons, de bonnes notes et de pensums, qui constituent aujourd'hui encore la trop grande majorité de notre personnel enseignant — libre ou universitaire — dénions-leur le droit de gourmander et de punir pour leur paresse les malheureux enfants qu'on leur a confiés, puisqu'ils ne font rien que pour les ennuyer et, proprement, les abêtir.

*
* *

Depuis un quart de siècle, nous avons su réaliser quelques progrès, pourtant, grâce aux leçons de choses et aux méthodes simi-

laires. Mais, dans tous les pays d'éducation
latine ou de discipline militaire, en France,
en Allemagne aussi, que de vieux errements
obstinément suivis ! Pour ne citer qu'un
exemple, combien de fois n'avez-vous pas
entendu redire cette phrase, à mon sens
désastreuse :

« Pas de questions ni de raisonnements !
Obéissez d'abord, vous comprendrez après ! »

Phrase que ne suivent jamais les expli-
cations demandées, et qui a ceci de vilain
qu'elle trahit uniquement, de la part de
l'éducateur, le souci qu'on le laisse en paix,
le désir d'en finir avec un obstacle, et nullement la volonté d'améliorer son élève,
d'éclairer son intelligence, de cultiver sa
jeune et malléable personnalité. Par de tels
procédés, on dompte très commodément l'indépendance d'un enfant, on brise sa petite
individualité, on le conduit tout doucement
à ne plus vouloir par lui-même ; et il arrive
ainsi à l'âge adulte, si docile, si définitive-

ment en tutelle, qu'il n'est plus apte qu'à
faire un officier subalterne, un moine, ou
un bon employé d'administration. C'est
quelque chose, assurément, mais ce n'est
pas de ça que vit un peuple.

Et, d'autre part, que de leçons apprises
uniquement par cœur, que de lois générales
énoncées sans qu'on les illustre d'exemples,
que de notions abstraites sans images
vivantes! Pauvres petits cerveaux qui, loin
d'être cultivés selon les lois de l'évolution
humaine — à savoir du simple au complexe,
du concret à l'abstrait, — sont mis tout
d'abord en présence de règles toutes faites,
de formules et de symboles, qu'il leur faut
adopter sans rien comprendre à la façon dont
l'homme a été peu à peu conduit à les
admettre, sans jamais descendre au sens
profond des mots que, mécaniquement et par
force, on imprime dans leurs circonvolutions.

Ne pensez-vous pas, comme moi, qu'un

pareil système semble être fait exprès pour
développer et répandre l'indolence, l'inappétence, le dégoût du travail?...

*
* *

Ceci n'est point uniquement mon avis
personnel, et tous les hommes de progrès
pensent la même chose.

On nous parle beaucoup de supériorité
anglo-saxonne, et il faut bien admettre que
les Anglais font, en matière « d'élevage
humain », comme ils disent, la plus heureuse
des évolutions. Lisez les quelques lignes ci-
après, que j'emprunte à un livre qui a eu, nous
l'avons déjà vu, sur la pédagogie d'outre-
Manche la plus décisive influence, aux causeries du grand Herbert Spencer sur l'*Edu-*
cation.

Il réédite le mot du vieux Montaigne :
« Sçavoir par cœur n'est pas sçavoir », redit
vingt fois qu'il importe de toujours com-

mencer par le cas particulier, par l'exemple tangible, par la vie, pour s'élever ensuite aux généralisations, aux lois, aux abstractions, qu'il faut habituer l'enfant à marcher de lui-même à la découverte du vrai.

Il cite M. Wyse : « Le principe vital de l'enseignement est d'apprendre à l'élève à s'instruire lui-même comme il convient ». Il montre avec M. Marcel « que les leçons doivent finir avant que l'enfant laisse voir des signes de fatigue ». Il affirme et démontre que le travail doit toujours s'accompagner, chez l'enfant, d'*excitation agréable* : « **Les répugnances qu'il témoigne pour telle ou telle étude, au grand déplaisir du maître, ne sont pas des répugnances innées, mais des répugnances produites par le système peu judicieux suivi par celui-ci... L'expérience montre tous les jours plus clairement qu'il y a toujours une manière d'intéresser, d'intéresser même délicieusement, les intelligences d'enfant.** »

Et parlant du grand éducateur Pestalozzi :

« Une grande partie de sa force venait, non d'un plan d'éducation qu'il aurait mûri et raisonné avec calme, mais de la puissance de sympathie que lui donnait une intuition vive des besoins des enfants et des difficultés où leur jeune esprit se butait. »

Il redit enfin, avec pleine approbation, cette phrase de Falkenberg, où se résume excellemment mon propre sentiment : « L'expérience m'a appris que l'indolence chez les jeunes gens est chose si contraire à leur besoin naturel d'activité, qu'à moins d'être l'effet d'une mauvaise direction, c'est presque toujours la marque de quelque défaut constitutionnel. »

Emprise maladroite de la part des éducateurs ou santé médiocre, tout est là, je le crois aussi. Si nos petits sont paresseux, c'est parce que nous savons mal les intéresser au travail, ou bien encore par défaut de tonicité cérébrale, par nutrition retardante, par neurasthénie infantile.

*
* *

Ici nous retombons dans le domaine de la médecine proprement dite, dont nous venons de nous écarter un moment. Avant d'y rentrer tout à fait, laissez-moi vous conter encore comment l'illustre Tyndall, qui fut, au début de sa carrière, modeste professeur de mathématiques, a su parler de « cet art merveilleux d'apprivoiser les âmes », et de capter les intelligences naissantes.

Il raconte lui-même dans un discours célèbre :

« Un des devoirs que j'eus à remplir à l'époque dont je vous parle, fut de faire une classe de mathématiques ; je me suis promptement aperçu qu'Euclide, et toute la géométrie ancienne, constitue, quand on se donne la peine de réveiller l'intelligence, une étude très attrayante pour la jeunesse. Mais, j'avais soin de soustraire toujours les enfants à la routine des livres, et je mettais en jeu leur initiative personnelle sur des questions prises en dehors de ces livres. Au commencement, cela déplaisait ordinairement à l'enfant d'être placé hors de la voie battue. Il se sentait dépaysé, mais je n'ai pas vu une seule fois que ce sentiment durât... Tout au contraire, j'ai vu bientôt les yeux de l'enfant briller, puis enfin, avec un plaisir qui tenait un peu de l'extase d'Archimède, il s'écriait : « Monsieur, j'ai trouvé ! » Le sentiment de sa propre force d'esprit, éveillée en lui, lui était d'un immense secours. Ainsi animée, vivifiée, une classe faisait des progrès surprenants. Je m'efforçais ainsi de faire de la géométrie non pas tant une branche de l'enseignement, qu'un moyen d'éducation de la volonté et de l'attention. L'expérience a réussi. Les meilleures heures de ma vie sont celles où j'ai assisté à la vigoureuse et joyeuse expansion des forces mentales que j'avais tirées de l'état latent. »

*
* *

Un enseignement conçu de cette sorte n'est possible qu'à une condition : peu d'élèves pour un seul maître.

En Angleterre — lisez les derniers livres de M. Ed. Demolins sur *l'Éducation nouvelle* — la tendance actuelle est de cultiver chaque petite âme pour son propre compte, de renoncer aux classes de quarante élèves, de donner un professeur pour huit ou dix enfants, un professeur universel, enseignant à la fois le latin et l'histoire, l'arithmétique et la zoologie, et suivant ses petits élèves depuis l'enfance jusqu'à la fin de leurs études, connaissant ainsi la psychologie intime, les tendances particulières de chacun des jeunes esprits qu'on lui confie, de manière à le bien pousser vers sa vocation naturelle.

Vous m'objecterez tout de suite que ce

projet vous paraît malaisément praticable,
parce qu'il serait cher. Et je vous répondrai :
« Braves bourgeois économes de France,
vous vous croyez astreints, par devoir
paternel, à lésiner tout au long de votre
existence et à rogner sans cesse sur votre
confort, pour léguer à vos héritiers de bonnes
rentes après décès [1]. Ce faisant, vous vivez

1. Au moment de la publication de ce chapitre dans
le *Figaro*, l'auteur a reçu d'un professeur de lycée dont
il respecte l'anonyme l'éloquente lettre qui suit :
... Votre étude des paresseux est on ne peut plus juste.
Oui, la plupart des enfants passent pour des paresseux
uniquement parce qu'on leur impose une besogne aride
et abrutissante, pour laquelle ils n'ont pas la moindre
aptitude, et qu'on leur impose sur le ton sec ou brutal
de l'autorité, sans leur expliquer en quoi elle est bonne
et surtout sans la rendre attrayante. J'ai près de trente
ans d'exercice dans l'enseignement public, collèges et
lycées. J'ai fait des classes de lettres et des classes de
grammaire, et je me demande aujourd'hui avec autant
d'inquiétude que de tristesse si j'ai été vraiment utile
aux centaines de jeunes gens que j'ai contribué à élever,
vraiment utile à mon pays. Et ce qui m'attriste encore
davantage, c'est de voir autour de moi si peu de mes
collègues ébranlés dans leur béat optimisme d'éducateurs soi-disant infaillibles. Le corps universitaire, en
immense majorité, est misonéiste. Il croit autant que
jamais à l'excellence des méthodes que nous ont léguées
Port-Royal, le bon Rollin, et surtout les Jésuites. Il
est persuadé que les langues mortes seules sont capables de former excellemment l'esprit, et en fait de

une vie médiocre, sans aisance et sans
dignité; vous instruisez parcimonieusement
vos fils, quitte à les inviter plus tard à ne
rien faire par eux-mêmes, à manger votre
petite fortune très paresseusement. Comme
conséquence fatale de cette économie domestique, vous vous abstenez d'avoir beaucoup
de rejetons, votre bas de laine ne pouvant

réformes, il reviendrait plutôt en arrière que de modifier
tant soit peu l'enseignement dans le sens du progrès.
Croiriez-vous que beaucoup de professeurs trouvent
qu'on a eu tort de supprimer le latin en 7° et en 8°, que
six années de latin et quatre de grec sont insuffisantes.
L'agrégé de lettres ou de grammaire est suffisamment
capable d'exercer son métier; mais on l'a poussé trop tôt
et trop vivement vers une culture spéciale. Il se can-
tonne dans sa partie, et ne voit rien à côté ou au delà.
Il n'a pas lu Spencer (ou si peu!) ni les autres pédagogues hardis qui sont allés jusqu'au fond de la science
éducative. Et il n'est pas pédagogue pour un sou. Il n'a
cure de la variété des caractères et des aptitudes intel-
lectuelles. Il a un programme qu'il suit exactement, quelquefois servilement. Il faut que ses élèves (la tête de
la classe, bien entendu) soient ou paraissent bien menés,
forts. C'est là-dessus seulement que le jugeront ses chefs,
inspecteur d'Académie, recteur, et surtout l'inspecteur
général dont l'examen hâtif, superficiel, est le plus
important, le plus redouté. De ces visites au galop
dépendent promotions et avancement. Bref, on n'ap-
précie, chez nous, ni ne récompense l'éducateur, l'homme
doux et ferme tout ensemble qui sait se faire aimer tout
en obtenant des résultats. Mais je sais que je prêche un

suffire à faire à plusieurs des loisirs. Ainsi, vous appauvrissez trois fois votre pays : en contribuant à la dépopulation, en entassant de l'argent qui devrait circuler, et en laissant derrière vous des héritiers improductifs.

Économisez moins. Ne laissez à vos fils qu'un petit capital de débrouillement, comme on dit, afin qu'ils soient contraints de « faire des dollars ». En retour, dépensez beaucoup

converti ; j'ai voulu simplement vous montrer que dans le corps enseignant vous aviez quelques rares approbateurs dont je suis. Ce n'est point par des réformes de détail qu'on améliorera une situation lamentable. Il faudrait la sape et la mine dans notre édifice vermoulu. Je comprends très bien J. Lemaître et Bonvalot poussant leur cri d'alarme et demandant une révolution, non quelques changements timides, j'applaudis surtout à Demolins qui fonde son école des Roches et qui prouve, en marchant, qu'il a la volonté de marcher. Mais votre dernier paragraphe signale l'obstacle qu'il sera le plus malaisé de franchir. C'est encore moins l'esprit routinier de notre bourgeoisie, que sa parcimonie mal entendue. On aura de la peine à décider un père de famille nanti de 30 à 40 000 livres de rente à dépenser pour chacun de ses fils de 2 500 à 3 000 francs par an. Les mœurs, l'esprit public, l'opinion, voilà ce qu'il faut s'attacher à modifier pour opérer dans notre enseignement des réformes d'où dépendent la prospérité du pays, la vitalité de notre race, notre existence comme nation.

pour les instruire, pour les armer, pour en faire des hommes, pour leur donner une éducation qui les mette en pleine valeur; elle sera cent fois plus précieuse qu'un héritage. Les Anglais suivent cette voie, et c'est en leur prenant leurs idées les plus sages, au moins autant qu'en construisant les meilleurs bateaux sous-marins, que nous les empêcherons de dévorer le monde et de nous asservir.

CHAPITRE XVI

Les paresseux (*fin*).

Sommaire. — La paresse et la neurasthénie infantile.
— Rôle du médecin de lycée. — Le traitement de la
paresse; hygiène alimentaire. — Règlement de vie; le
travail à heure précise; utiliser les lois de l'habitude.
— Régler l'exercice physique pour épargner le surcroît
de fatigue; la paresse par excès d'exercice physique. —
La médication tonique.

Ainsi, l'analyse des éléments constitutifs
de la paresse, chez l'enfant, nous conduit à
admettre — avec les éducateurs les plus
expérimentés et les philosophes les mieux
avisés de ce temps — que l'indolence d'esprit, conséquence fréquente d'une culture
malhabile, dépend encore bien souvent d'un
fonctionnement morbide du cerveau, d'un

ralentissement de sa nutrition, et, pour tout dire, d'une maladie, d'une maladie très banale du système nerveux en voie de développement : la neurasthénie infantile.

Or, traiter la neurasthénie avec des *pensums* et des privations de sortie ne me paraît pas être le dernier mot de l'heureuse ingéniosité en matière pédagogique. Il y a mieux à faire. Je sais des faits, déjà nombreux, qui le montrent avec éclat. Les punitions, d'ailleurs, nous l'avons déjà dit, ne poursuivent pas tant le but d'améliorer telle petite personnalité languissante, que celui de la châtier d'une mauvaise intention dont on la suppose responsable, de faire des exemples, et de contribuer au maintien du bon ordre dans la communauté. Le traitement dont nous allons tenter de poser les bases sera moins aveugle, moins impersonnel et, sans doute, plus efficace.

J'entrevois le moment où on commencera de l'appliquer dans nos collèges.

Actuellement, nos établissements d'enseignement secondaire sont tous munis de médecins chargés du service de l'infirmerie. A Paris, on voit nos plus glorieux praticiens rechercher cet honneur et tenir cet emploi. Mais leur fonction se borne à purger pour les indigestions, à faire masser les entorses, à panser les engelures, à prévenir les fluxions de poitrine, et à licencier l'école en cas d'épidémie de scarlatine ou d'oreillons. Rôle dont l'utilité grande ne se peut contester, mais que je voudrais voir s'élargir et se hausser sans cesse.

Le médecin doit ce qu'il peut, tout ce qu'il peut. Or, il se trouve pouvoir plus et mieux qu'il ne pensait naguère. Un temps viendra, qui n'est pas loin, où il lui faudra bien comprendre qu'il lui appartient aussi de traiter ces maladies chroniques du cerveau qu'on appelle paresse, mélancolie, irritabilité anormale. On peut les améliorer chez l'adulte et beaucoup plus aisément chez l'enfant, dont la plasticité mentale offre tant de ressources. Plus d'un homme de l'art à qui l'on proposerait aujourd'hui de faire l'essai de ce genre de cures, de pratiquer la médecine de l'esprit, craindrait, je le sens bien, d'être taxé d'originalité, car beaucoup d'entre nous restent longtemps élèves, et volontiers s'alarment de tout ce qui dépasse un peu le cadre de notre enseignement classique officiel. Mais on ne tardera pas bien longtemps, j'imagine, à prendre plus clairement conscience des rapports véritables du physique avec le moral, et des liens étroits qui joignent une âme d'enfant au cerveau où elle s'incarne. Ce jour-là, tout naturellement, le médecin du système nerveux se constituera le médecin des maladies de la mémoire, de la volonté, de la personnalité, des troubles de l'intelligence et de la sensibilité affective. Ce jour-là, la science de l'éducation aura fait un grand pas.

*
* *

Dans une étude antérieure (cf. *Introduction à la Médecine de l'esprit*, chap. vi), j'ai déjà tenté de fixer quelques règles essentielles du traitement de la paresse. Je n'y veux revenir ici qu'au point de vue qui nous occupe en ce moment, de la paresse chez l'enfant. Voici, je crois, quels conseils généraux, applicables à la majorité des cas, on peut donner.

1° *Régler l'hygiène alimentaire*, de façon à supprimer, une fois pour toutes, ces pesanteurs à l'estomac, ces lassitudes et ces poussées congestives d'après les repas, ces alternatives d'excitation et de dépression cérébrale que procurent les digestions malaisées. Beaucoup de bambins vous répondent par de vagues négations quand vous leur demandez s'ils souffrent parfois de l'estomac. Ne vous fiez pas à leur dire, constatez la dilatation par l'examen direct, et prescrivez un bon régime : le régime des aliments qui se digèrent facilement. Nous en avons déjà donné la liste (chap. III, p. 54).

2° *Régler exactement l'emploi de la journée*, faire que le travail soit dès l'abord envisagé comme la loi même de la vie, comme la rançon nécessaire du plaisir et du repos. Contraignons professeurs et institutrices à exiger que les leçons et les devoirs commencent régulièrement, chaque jour, sans rémission, à telle minute précise. C'est l'unique moyen de supprimer ces déluges de pleurs et ces menus accès de rage qu'ont les bébés que l'on arrache au jeu et à qui l'on refuse aujourd'hui les dix minutes de répit qu'on leur avait accordées hier. Rien n'est mauvais pour eux comme ces à-coups de faiblesse et de sévérité, ces alternatives de mollesse et de brusquerie qui les désorientent, les déséquilibrent et les énervent. Un enfant qui sait que tous les jours que Dieu fait, à neuf heures tapant, doit commencer sa leçon du matin, va de lui-même, sans un murmure, s'asseoir à sa petite table.

Rien n'est aisé, rien n'est fécond comme de savoir utiliser, pour l'éducation des enfants, les lois de l'habitude. Qu'il s'agisse de travail musculaire ou de labeur intellectuel, c'est simplement substituer un acte automatique, se faisant de lui-même, sans ennui ni fatigue, à un acte volontaire, à une mise en train toujours renouvelée, difficile et pénible. Avec un peu d'habileté, on peut faire acquérir jusqu'à la manie, jusqu'à la seconde nature, l'habitude du travail quotidien. L'entraînement méthodique, la mise à l'ouvrage, régulière jusqu'à la minutie, voilà le secret qui a permis à tous ceux d'entre nos grands hommes qui étaient nés avec une nature indolente et un cerveau peu résistant, de réaliser et d'accomplir ce qui a fait leur gloire. De même que notre cerveau, accoutumé au réveil à heure fixe, quitte spontanément le sommeil et commande aux yeux de s'ouvrir tous les matins à la même minute, de même l'esprit, habitué à s'échauffer automatiquement à telle heure du jour, appelle le travail et le réclame quand le moment en est venu. Et le travail devient alors un besoin, comme un appétit régulier, comme une faim de l'âme. Je sais bien des enfants qui ne sont paresseux que parce qu'on n'a jamais entraîné leur esprit à cette discipline, si simple et si féconde, qui fut celle de tous les maîtres.

3° *Régler exactement l'exercice physique.* On peut dire, je crois, sans crainte de se tromper, qu'une des raisons qui abrègent la vie de beaucoup d'hommes d'à présent, c'est la croyance aveugle en cette idée que l'exercice musculaire repose du travail intellectuel et qu'il y a, entre les deux, opposition, balance et compensation. Avec un peu moins de douches froides, de massages, de marches forcées, de chasses et d'équitation au Bois ; avec un peu plus de sommeil et de paresse musculaire, bien des gens, morts trop vite, auraient pu durer plus longtemps.

Dieu sait, pourtant, si je considère comme indispensable à la vie l'exercice physique, le mouvement, l'action. J'ai déjà dit à dix reprises, ici même, combien j'avais à cœur de voir nos collégiens et leurs sœurs courir à perdre haleine, crier, engouffrer de l'air dans leurs poumons, voire se bousculer un peu et se donner quelques bonnes taloches pour mieux accélérer les échanges de leur nutrition.

Mais, ce qu'un éducateur doit savoir et comprendre, c'est que le cerveau de l'enfant est à la fois ce qui perçoit, ce qui se souvient, ce qui juge, ce qui parle, ce qui écrit, et ce qui remue bras et jambes. Si, après l'avoir épuisé par un labeur intellectuel prolongé, vous lui infligez, en outre, une rude fatigue physique, vous ne faites rien qu'accumuler deux surmenages. L'exercice physique à petites doses est vivifiant de toutes les manières : il active la circulation du sang, rend l'âme gaie, mieux apte à recevoir les notions qu'on va lui inculquer. Mais, à dose excessive, il abrutit et prédispose à mille états infectieux.

Et, d'autre part, ne dites pas : « un enfant doit jouer dehors et courir trois heures par jour », mais : « tel enfant en particulier a besoin, l'expérience me l'a montré, de tant d'heures d'exercice au grand air, et il n'en supporte pas davantage ». Je connais des gamins qui rentrent de la promenade les traits tirés, les joues pâles, les jambes brisées, et qui ne peuvent plus, ensuite, suivre attentivement une leçon. Ceux-là sont paresseux par excès d'exercice physique. On a voulu leur faire trop de bien.

4° *Donner de bons toniques*, des toniques qui ne soient pas des excitants, qui, progressivement et sans à-coups, redonnent, non pas la vigueur d'un moment, mais la tonicité, la tension constante, soutenue, l'énergie physique et intellectuelle toujours disponible, toujours aux ordres de la volonté.

Vous procurez de la force à vos petits, vous leur épargnez de la peine, vous leur communiquez de l'appétit intellectuel en stimulant avec précautions et méthode leur vitalité cérébrale. Pas de vins, d'élixirs et de préparations alcoolisées, mais bien plutôt l'huile de foie de morue associée aux glycérophosphates, ou, mieux encore, des moyens empruntés à la thérapeutique par les agents physiques : le massage, la douche, la friction sèche au gant de crin, l'injection hypodermique d'eau salée, le bain de lumière et d'électricité.

J'ai des observations, tout à fait curieuses, de guérisons de la torpeur, de l'indolence, de l'inappétence au travail modifiées, le plus heureusement du monde, par de bonnes stimulations du système nerveux central. Sous leur salutaire influence, vous ne tardez pas à voir les enfants, en même temps que fleurissent leurs joues, s'activer, s'habiller plus vite, « musarder » moins, perdre leur air nonchalant et distrait, leur démarche incertaine, cet air d'être toujours ailleurs, que trahissent en eux les maladies de l'attention et de la volonté.

Donner de la force au cerveau, lui apprendre à s'en servir, lui imposer de bonnes habitudes, c'est l'unique secret pour guérir la paresse.

CHAPITRE XVII

Les enfants tristes.

SOMMAIRE. — Tristesses sans motifs; rêveries et larmes de la puberté. — Conditions de production de la tristesse; elle est souvent le reflet mental d'un abaissement de la vitalité. — Pratiquement, la cure de la tristesse s'identifie au traitement de la fatigue. — Les bonnes larmes.

J'écris ce titre et je sens que ces mots, si mal faits pour se joindre, étonneront qui les lira. Et j'éprouve moi-même — bien que ma déjà vieille expérience ne me permette pas le doute sur la fréquence de la tristesse chez l'enfant — comme une peine à les unir. Se peut-il que la mélancolie vienne effleurer l'enfance, la rieuse, l'oublieuse, l'innocente, l'irresponsable enfance, et que le noir souci, qui s'insinue par la serrure du vieux Faust, vienne marquer du doigt ces fronts purs et sans rides, qui ne recèlent ni regrets, ni déceptions, ni remords !

Il est vrai cependant que l'on rencontre des gamins et des fillettes tristes, sans entrain, sans courage à vivre, sans rires bruyants, sans jeux fous. Il y a des yeux de dix ans qui s'emplissent de larmes, non point de larmes de colère ou de menus chagrins, mais de larmes essentielles, si je peux dire, sans raison valable, sans autre cause appréciable qu'une lassitude sans bornes, un accablement tout ensemble du corps et de l'esprit, un découragement de vivre, à peine conscient. On en sait qui se tuent à l'âge où l'idéal des autres est de jouer aux barres et au cheval fondu.

Dieu merci, ces bébés tragiques ne font pas nombre, mais, en deçà de pareils paroxysmes, j'en connais beaucoup, pour ma part, qui sont coutumiers de tristesse. Souvent les petits indolents dont nous parlions dans nos derniers chapitres, en même temps que médiocrement enclins à l'effort intellectuel, nous les voyons, si nous regardons bien, sans entrain au plaisir, à la gourmandise ou au jeu. Pour eux tout est langueur, et ils n'ont d'appétit à rien : même distraction dégoûtée vis-à-vis du travail ou d'un temps de course en plein air. D'autres, plus réfléchis, plus graves, donnent des preuves d'un bon vouloir touchant que leurs forces trahissent. Le moindre échec les plonge en complet découragement ; une gronderie un peu vive les désespère, les abat, les fait douter affreusement de l'affection de leurs parents. Ils disent alors, et ils pensent, que ce n'est pas la peine de vivre si longtemps sur cette dure terre, tels ces jeunes soldats qui, pour trois jours de salle de police, se croient persécutés, et songent à mourir.

* *

Cet état d'âme, presque invraisemblable à cet âge, je l'ai observé à l'état chronique, régnant à peu près sans relâche, et, d'autres fois, par crises revenant après des périodes plus ou moins longues de répit. Celui-ci, profondément déprimé, ne retrouve un peu de joie à vivre que dans le repos absolu, loin des leçons et du travail, au bord des plages, sur les montagnes, à l'air vif. Tel autre est, au contraire, désorienté par l'oisiveté des vacances ; sa nervosité trop tendue, que le travail quotidien discipline et apaise, demeurant inutilisée, s'écoule en vaines larmes, en larmes sans motif, ainsi que fuse et bruit la vapeur par les soupapes d'une machine surchauffée et inemployée.

Au moment de la puberté, combien de garçons et de filles ne voyons-nous pas en proie aux rêvasseries désolées, aux invincibles besoins de pleurer, de pleurer pour rien, sans témoins, la nuit, en face des étoiles !...

Beaucoup de parents avertis traitent ces exaltations, dont on se cache avec pudeur pourtant, de sotte comédie, et je n'entends pas nier que ce procédé, si cinglant soit-il et si peu éclairé, ne puisse rendre des services ; la nervosité superficielle et de date récente peut quelquefois céder au ridicule.

Mais il y a des cas, des cas nombreux où la mélancolie de nos enfants a des racines plus profondes. Celle-là, c'est notre métier de la comprendre et de lui opposer, suivant notre coutume, un traitement rationnel.

*
* *

Rendons-nous compte des conditions de production et d'aggravation de la tristesse dans les âmes d'enfants.

Voyez comme elle a vite fait de s'installer chez nos petits, quand ils sont sous le coup de quelque maladie. Ils cessent de jouer, de crier et de rire; plus de mouvements vifs; mal soutenue par les muscles du cou, leur petite tête, trop lourde, cherche des points d'appui à l'épaule de la maman ou au bras du fauteuil; les traits tombent, les yeux ne regardent plus que le vague. Ne dites pas qu'un secret instinct les avertit du péril proche et les tient en attente, car même dans la convalescence, quand toute crainte a fui, la gaieté ne revient que peu à peu, avec les forces. C'est que la mélancolie n'est ici que le reflet mental d'une dépression de la vitalité; elle naît du moment où les moyens de défense de l'organisme sont en état d'infériorité, elle s'évanouit dès qu'ils ont repris le dessus.

Vous savez aussi bien que moi qu'un névropathe est enclin aux manifestations extérieures de la joie quand il fait soleil et ciel bleu ; un nuage qui passe, l'orage qui approche, la nuit qui tombe le rendent bientôt assombri. Les enfants pleurent dans le noir, ils dansent aux vives lumières, parce que la lumière est un admirable tonique. Pour ce motif, un gamin de Marseille est plus gai qu'un gamin de Londres ou de Berlin.

En règle générale, l'homme se réjouit de tout ce qui le tonifie modérément. La joie, le rire, le besoin d'expansion, de jeu, de mouvements légers et vifs trahissent un degré tempéré d'excitation cérébrale ; au-dessus, c'est l'énervement, et bientôt la colère. On en fait chaque jour l'expérience avec le vin, les alcools ou le café. J'ai entendu une femme du peuple appeler le café « de la graine de bonne humeur ». La physiologie populaire a de ces bonheurs d'expression. Ce qui déprime attriste, ce qui active la vitalité réjouit, c'est la grande loi de mécanique cérébrale, adoptée aujourd'hui

par l'immense majorité des psychologues et
des physiologistes de tous pays.

D'aucuns veulent voir dans la mélancolie
le résultat d'une idée fixe, qu'un observateur
habile parvient toujours à déceler; mais je
ne crois pas cette explication valable, au
moins pour les enfants qui n'ont encore que
peu d'idées et en qui les images n'ont pas
grande tendance à durer. Un enfant de dix
ans perd son père et sa mère, et, quelle que
pût être sa tendresse pour eux, il les oublie
bien vite et ne reste pas longtemps triste,
pour peu que son cerveau soit à l'état normal.
En revanche, s'il est de nutrition ralentie,
de vitalité médiocre, si la pression du sang
dans les artères est basse, vous verrez cet
esprit languide s'affliger pour un rien, saisir
tous les prétextes pour assouvir son appétit
de souffrance morale.

La mélancolie est fonction de lassitude
habituelle, de dépression du système nerveux;
elle est l'écho mental de la neurasthénie. Et

si vous la voyez se trahir quelquefois par les bruyants dehors des sanglots et des larmes, c'est que, sur ce bas-fond de faiblesse nerveuse, se dressent çà et là des moments d'excitation, et que les pleurs ne sont rien d'autre que la façon dont notre organisme traduit l'énervement impuissant à vaincre, le sentiment exalté de lutte vaine, le découragement.

*
* *

Vous voyez qu'en bonne logique, le traitement de la tristesse se confond à peu près avec celui de la paresse et de la peur. Les toniques bien employés doivent, si notre théorie est vraie, avoir raison de la tendance à être triste en même temps que de la langueur fonctionnelle. L'expérience de chaque jour confirme pleinement cette vue de l'esprit.

En quatre lignes résumons l'essentiel de

la thérapeutique rationnelle à laquelle nous venons d'aboutir.

1° Supprimer l'excès d'énervement, les larmes, les sanglots, par un régime alimentaire, un bon règlement de vie, et quelques préparations à la valériane;

2° Le calme obtenu, relever progressivement l'énergie cérébrale par l'emploi méthodique des moyens de stimulation que nous avons maintes fois énumérés; redonner au cerveau non des bouffées d'excitation, mais une vigueur soutenue;

3° Bien régler le travail, de manière à contraindre le jeune esprit à faire usage de sa force, à utiliser sa tension, pour ne pas ressembler à la machine trépidante, sifflante et immobile dont nous évoquions tout à l'heure l'image.

Oui certes, apprenons à soigner nos bébés névropathes qui, tout jeunes, prennent tout naturellement la route du chagrin et penchent, dès l'âge le plus tendre, à voir la vie sous l'angle où elle apparaît désolante.

Je suis trop médecin pour ne pas vouloir qu'on les traite, qu'on les douche, qu'on leur transfuse des sérums, qu'on les guérisse vite, et qu'on tâche d'en faire de ces hommes robustes et calmes, actifs, tenaces, hardis, et pourtant maîtres de leurs impulsions dont notre pays a besoin...

A supposer que notre médecine — encore bien modeste — ait un jour le pouvoir de les muer de fond en comble, de refaire leur âme à neuf, gardons-nous, cependant, de trop bien les guérir. Nos romanciers, nos auteurs dramatiques nous peignent à l'envi de plats et répugnants gamins à l'âme sèche, âpres au gain facile, incapables d'une émotion, d'une folie, d'un coup de cœur ou d'une larme. J'aimerais mieux un fils tendre et triste à l'excès qu'une de ces petites brutes.

Je sais bien que notre pays n'a que trop

de rêveurs sympathiques, qu'il manque d'hommes d'affaires, et que, sous peine de périr, nos peuples latins doivent s'orienter vers plus de fermeté, vers moins de mollesse attendrie. N'oublions pas pourtant que si le don des larmes est bien souvent un peu bêta et ne signifie rien que névrose au moins inutile, il lui arrive quelquefois d'être le signe du génie, et que tel enfant qui pleurniche pour rien, par pur débordement de force inemployée, par rêverie mélancolique, sera peut-être un jour un grand poète, un beau musicien, un éloquent consolateur des misères d'autrui.

CHAPITRE XVIII

Sur le mensonge.

Sommaire. — La vérité ne sort pas de la bouche des enfants. — La genèse du mensonge; influence de la religion, du climat, de l'âge, du sexe, de la névrose. — Le mensonge pour se justifier, le mensonge de vanité, l'illusion de fausse reconnaissance; influence du rêve. — L'avenir est aux races qui aimeront la vérité. — Traitement de la tendance au mensonge.

Je ne crois pas beaucoup en ce proverbe qui fait sortir la vérité de la bouche des tout petits. Quiconque les observe un peu est conduit à penser que l'homme, dans son âge tendre, a pour propension naturelle de mentir sous les plus futiles prétextes, ou pour rien, pour le bon plaisir.

Mon éminent confrère et ami, le Dr Motel,

a consacré naguère aux mensonges dont les enfants sont coutumiers, et à la non-valeur de leur témoignage en justice, un opuscule très frappant. Il y conte l'histoire d'un monsieur accusé d'outrage à la pudeur, et désigné par trois petites filles avec une imperturbable assurance; la justice allait suivre son cours quand le prudent expert s'avisa d'une expérience; devant les jeunes plaignantes il fit défiler un à un trois autres vieux messieurs, un commissionnaire du quai, un médecin de ses amis et, je crois bien, le juge d'instruction lui-même. Or, les enfants les reconnurent tous les trois à leur tour pour l'unique coupable et chaque fois redirent : « C'est celui-là, je le reconnais bien. »

Je sais pourtant un cas où les marmots manifestent du zèle pour le vrai : c'est seulement quand il s'agit du récit d'une autre personne. La maman, par exemple, ou l'institutrice raconte un fait dont bébé a été témoin, bébé écoute de toutes ses oreilles et vous dénonce impitoyablement la plus futile inexactitude, relève le plus léger oubli. Ce n'est point là de la vertu, mais simplement un phénomène d'imitation et proprement de singerie. Souvent repris pour ses mensonges, le gamin reprend à son tour, et c'est précisément celui que l'on a le plus fréquemment pris en faute et réprimandé, qui se montre le plus sévère.

*
* *

Pourquoi cette tendance, native, semble-t-il, en tout cas malhabile, profondément naïve, à ne pas discerner le vrai, à être dupe et à faire les autres dupes de son imagination, à vouloir donner son avis sur des choses que l'on ignore ou bien se disculper avec bassesse au risque des pires retours après ce triomphe facile ? peut-être parce que le goût de ce qui est juste et le sens de ce qui est droit sont choses nobles, de qualité supé-

rieure, longues à acquérir, et qu'il convient
d'y voir le signe d'un degré assez avancé de
cohésion mentale, de stabilité, de tenue de
l'esprit.

On a longuement discuté sur la genèse de
l'habitude de mentir. Un savant étranger,
avec qui j'en causais, m'affirmait que ce vice
fleurit plus volontiers en pays catholique.

« Vous n'avez pas en France assez de pro-
testants, me disait-il. Vos dogmes, vérités
préadmises, intangibles, sacrées, forcent à
tout instant vos philosophes orthodoxes à
déformer les faits, à les altérer peu ou prou,
afin que rien ne vienne à l'encontre de la
doctrine. Notre libre examen est autrement
digne et moral; il communique à l'homme
le sentiment de sa noblesse en l'autorisant à
voir clair, à penser de lui-même et à dire
ce qu'il croit vrai. Restriction mentale et
pieuse escobarderie sont d'invention jésuite
et papiste. »

Ce que disait cet anglican n'est pas pour

entraîner irrésistiblement la conviction, plus d'un de ses coreligionnaires nous ayant laissé voir de l'hypocrisie. Pour moi, je dois dire que l'homme qui m'a désappris le mensonge, celui d'entre tous que j'ai vu le moins transiger avec l'amour du vrai était un fervent catholique, quelque peu gallican peut-être à son insu, mais plein de belle foi, chantant haut les répons, de son banc, à la messe, et disant en chef de famille, au milieu de ses enfants, de ses petits-enfants et de ses domestiques assemblés, la prière du soir.

Oui, question de race, de climat, d'âge, de sexe et de débilité mentale, beaucoup plutôt que de religion.

On voit souvent la faiblesse d'esprit, d'où qu'elle vienne, avoir le mensonge facile. L'enfant ment plus que le vieillard, le Latin que l'Anglo-Saxon, la femme ignorante et nerveuse que l'homme sage et de haute culture. La duplicité, qui nous répugne, n'est pas pour choquer grandement un Céleste ou un

Malgache. Il y a de l'état sauvage dans la mauvaise foi.

A mesure que leur cerveau va s'anémiant et se névrosant, je vois beaucoup de mes malades se prendre de l'amour des exagérations, user sans cesse de l'hyperbole, perdre le sens de la mesure, et bientôt le sens du vrai. Il semble que leur état morbide ne leur laisse plus faire si nettement la différence entre l'objectif et le subjectif, entre les images venues de la réalité extérieure et les enfants de leur vibrante imagination. C'est proprement une manière de maladie de la mémoire. Au cours de la guérison, l'évolution se fait en sens inverse; à mesure qu'il se raffermit, le cerveau pense plus juste et dit plus vrai.

*
* *

La tendance au mensonge paraît donc être à base de faiblesse, de *neurasthénie* ou de *psychasthénie*, pour user du jargon technique. L'analyse sommaire de quelques-unes de ses conditions les plus fréquentes achèvera de nous en donner une idée.

Les enfants mentent, le plus souvent, pour éviter une gronderie dont ils pressentent l'imminence. Tout entiers à l'heure présente, insoucieux du lendemain, et voulant à tout prix voir naître le sourire sur un visage qui menace de tourner au sévère, ils courent vite au plus pressé, cherchant et trouvant la parole qui, ne fût-ce que pour un moment, va différer le châtiment. En eux, ne cherchez pas le sentiment intime de la dignité personnelle — s'il doit venir, ce n'est que bien plus tard, — et leur prévoyance ne va pas jusqu'à imaginer bien nettement la confusion ultérieure et la peine plus grave, si l'on déjoue leur ruse.

D'autres fois, cabotin en miniature, l'enfant gâté, le fils unique, trop fréquemment mêlé aux causeries ordinaires de ses parents, ment pour ne pas passer inaperçu, pour placer son mot, lui aussi, pour jouer un bout de rôle sympathique et intéressant, pour entendre dire de lui qu'il est avancé pour son âge. Et dans ce cas, son inconscience est sans borne.

J'ai vu tout récemment ceci : Mme X*** raconte un fait qui s'est passé dix-huit mois avant la naissance du bébé ; bébé — il a sept ans — approuve de la voix, hoche la tête, confirme son récit comme s'il avait pris sa part de l'aventure. Intelligent, intéressé par ce que l'on disait, le gamin entendait ne pas demeurer oublié dans son coin, et il intervenait. Peut-être croyait-il d'ailleurs se souvenir. Peut-être était-il victime d'une de ces illusions de fausse reconnaissance, de « déjà vu », comme en ont souvent les nerveux impressionnables, surtout aux heures de fatigue[1].

---

1. Il faut compter aussi que le rêve a une influence considérable sur l'état de veille. Plus d'un enfant m'a dit avoir raconté comme vraies des choses vues en rêve, que, d'ailleurs, il différenciait mal des choses nullement arrivées.

N'oublions pas, du reste, qu'au cours de leur éducation première, nous demandons à ces jeunes esprits de croire beaucoup de choses sur parole; nous leur imposons une foule de notions sans leur en apporter la preuve. Peut-être se disent-ils qu'on les croira de même, le mot de vérité n'ayant que peu ou pas de sens pour eux jusqu'à un certain âge.

*
* *

Ainsi, faiblesse cérébrale, inconsistance de l'esprit, puis crainte de ne pas plaire, désir de se justifier, sentiment médiocre ou nul de la dignité personnelle, vaniteuse envie de ne pas demeurer inaperçu, de se faire valoir ou de convaincre sans délai, tout de suite, puéril oubli du lendemain et des conséquences possibles, je vois un peu de tout cela dans le mensonge, moyen facile, défaut des esprits un peu bas, où parfois il s'allie à d'incontestables qualités de finesse et de charme. Le menteur, comme le voleur, est victime de l'impulsion actuelle, de l'idée fixe du moment ; il voit trop le succès immédiat et pas assez le lendemain, fait de juste retour et de confusion.

Je ne connais pas de maladie de l'âme dont il soit plus utile de guérir nos enfants. L'avenir est aux hommes et, je crois bien, aux races qui aimeront la vérité d'un amour résolu. Craignons par-dessus tout de devenir un peuple de négociants « carottiers » qui falsifient leurs marchandises, vendent de la camelote, demandent cher et rabattent leurs prix, un peuple de savants disposés à altérer un brin les faits pour sauver une théorie, d'artistes dédaigneux des lois de la nature, de politiciens sans foi, de polémistes prêts à tout inventer pour sauver leurs amis et pour perdre leurs adversaires.

Et qu'on ne voie pas là phrases à étaler de nobles sentiments. Je parle uniquement au nom de l'intérêt. Si je m'indigne du mensonge c'est que la science me montre la véracité comme un signe de force, de vitalité, et la tendance aux tromperies comme un symptôme de déchéance et d'hypotension, pour l'âme des individus et pour l'âme des peuples. Cela s'observe jusque dans le domaine de la diplomatie; la loyauté y fait la force, et réciproquement; plus nous irons et plus l'astuce sera confondue par la simple droiture. Ni M. Jules Lemaître, ni M. Demolins ne me démentiront, eux qui savent et qui enseignent que le négociant anglais, roi des marchés du monde, a pour principe de tenir ses prix fermes, sans marchandages ni rabais, et de donner de bons produits, confortables, faits avec soin, qu'on ne regrette pas plus tard d'avoir acquis.

*
* *

Oui, chassons le mensonge du cerveau de nos fils. Donnons d'abord à ce cerveau une haute vitalité, afin que le terrain soit rebelle à la mauvaise herbe.

Et procédons d'emblée par l'extirpation radicale. Prenons la peine de surveiller étroitement la sincérité de nos petits; l'épreuve ne sera pas longue. Appliquons-nous à dénicher leurs tromperies, étalons leur honte en famille; sachons trouver des mots qui, sans les ulcérer à vif, les confondent et leur ôtent l'envie de retomber dans ce vilain péché. Surtout ne cessons pas un jour de leur donner le bon exemple. Il faut que, tout de suite, l'enfant sache que mentir est inutile, ridicule, un peu dangereux et parfaitement bas, qu'on dit « mentir comme un laquais » et que le mépris est au bout. Quand ils auront l'âge de la raison, menons-les voir la pièce si honnête, si saine et si jolie du vieux Corneille.

Sachons persuader nos fils par la tendresse. Je me suis toujours trouvé bien, le soir, quand l'enfant est couché, quand le som-

meil tarde à venir, de m'approcher du lit et
d'appuyer aussi ma tête à l'oreiller pour une
causerie bien intime et bien douce. La
bonne heure pour la morale! Las du travail
du jour, rasséréné par le repas, par la calme
lueur des lampes, par l'intimité du foyer, le
père parle sans colère et sans énervement,
avec autorité et pourtant comme un camarade; la tête blonde est toute recueillie, confiante profondément, pleine de bon vouloir,
et dans le sommeil mûrira la sagesse qu'on
y dépose. C'est le moment délicieux pour
nous faire aimer et comprendre, pour faire
entrevoir à nos fils ce que nous sommes
réellement pour eux, ce que vaut notre expérience, pourquoi nous leur donnons des
maîtres et nous les plions au travail, pourquoi nous prétendons leur interdire les
moyens vils de se tirer d'ennui. Ne laissons pas tout le beau rôle au gracieux
fantôme de l'ange gardien; sachons com-
munier avec ces âmes neuves, y déposer

pour l'avenir des souvenirs aux racines profondes, et tâcher de dompter, dans la douceur d'une caresse, les impulsions mauvaises et les tares, qu'après tout ils tiennent de nous.

CHAPITRE XIX

L'obéissance et l'initiative.

Sommaire. — La soumission aveugle, l'obéissance passive et leurs inconvénients. — L'autorité du père de famille en France et chez les Anglo-Saxons. — Utilité de l'émancipation précoce. — Le but de l'éducation n'est pas la soumission aveugle, mais l'ordre et la sagesse dans la liberté.

Oui, certes, pour obtenir de nos enfants la modification de quelque fâcheuse tendance, avant d'avoir recours aux rigueurs des punitions, usons de toutes les ressources de la tendre persuasion. Par elle nous obtiendrons beaucoup, à condition d'en prendre pour tout de bon la peine, à condition de ne pas nous contenter d'une caresse passagère, de quelques mots en l'air, une fois dits, mais de fréquemment répéter des paroles simples et bonnes, vraiment appropriées, qui sachent frapper juste et aller jusqu'au cœur.

Pères, mamans, éducateurs qui voulez bien me lire, faisons encore ensemble notre examen de conscience, et reconnaissons une fois de plus que nos moyens habituels de réprimer les manquements de nos petits sont bien irréfléchis, bien nerveux, bien peu sages, et dépendent presque uniquement de l'humeur du moment ou de quelque idée routinière.

Celui-ci, parce qu'il est naturellement tendre et câlin, nous le couvrons de baisers fous jusqu'à l'efféminer; et cet autre, un peu plus rageur, insolent et rebelle, pour l'apaiser nous ne lui donnons en spectacle qu'une colère, à peu de chose près, aussi impulsive que la sienne. La sévérité dépasse fréquemment le but, témoin ces pauvres marmots que les foudres olympiennes, toujours tonnantes, du papa, ont fini par rendre abêtis, timides, honteux de tout, sages comme des automates, sans personnalité, sans spontanéité. Ce pli-là se prend pour la vie. Heureux encore, lorsque ces malheureux petiots, toujours sous le coup de quelque rebuffade, ne deviennent pas cachottiers, sournois, avec des âmes tout à fait avilies d'esclaves.

Pour mon compte, je me sens aussi éloigné de l'excès de cajoleries que du procédé d'éducation par intimidation perpétuelle.

*
* *

Qu'il faille qu'un enfant ait pris coutume d'obéir et ne se révolte pas à toute minute contre l'autorité nécessaire de ceux qui se donnent la peine de mettre en valeur ses facultés natives, voilà qui ne saurait faire de doute pour personne. Nous avons tous en parfaite aversion « l'affreux gosse » encombrant et mal élevé, qui ne connaît de lois que son caprice, et de qui les parents admirent, en se pâmant, les plus intolérables singeries.

Mais là n'est pas la question. Je voudrais simplement qu'ensemble nous prenions plus exactement conscience de cette idée d'obéissance, de soumission des enfants. On ne la comprend pas de même sorte dans les pays très libres comme l'Angleterre et les États-Unis, et chez les nations à formation communautaire, comme l'Allemagne et ce groupe de peuples latins où la France est au premier rang.

De notre ancien régime, nous avons, depuis la grande révolution, répudié plus d'une bonne chose, et notamment la décentralisation; par contre, nous en avons précieusement conservé d'autres, et notamment une conception de la famille où le pouvoir du père a quelque chose de souverain et d'absolu, comme de droit divin. Il semble que le chef de clan, ou le chef de famille, seul maître responsable, doive veiller à tout, être obéi de tous, payer pour tous et ne laisser aux autres aucun pouvoir d'initiative. Il est un colonel et ses enfants sont des soldats qui ne sauraient penser et vouloir que par lui ; la soumission qu'on lui doit est toute passive et aveugle.

Élevés de la sorte, nos jeunes gens entrent dans la vie aussi dénués d'expérience personnelle, aussi malhabiles à se conduire par eux-mêmes, que le pourraient être de bons religieux subitement rendus au monde, contraints de prendre part à la lutte pour l'existence et de gagner leur pain. Sans doute l'on en voit, et surtout à Paris, qui réagissent contre cette antique manière, mais c'est uniquement pour verser dans l'excès contraire. Nos fils émancipés ne valent guère qu'à fournir des types de néo-cynisme aux comédies de M. Lavedan.

*
**

Il suffit de parcourir les ouvrages de M. Edmond Demolins pour comprendre combien la conception anglo-saxonne de la famille est plus féconde.

L'Anglais ne traite pas ses fils comme des sortes d'inférieurs, de non gradés, qu'il faut réduire jeunes et boucler une fois pour toutes afin d'avoir la paix, mais bien plutôt comme sa vie future, comme le prolongement sans cesse amélioré, toujours plus libre, de sa race. Aussi s'applique-t-il à les mettre de très bonne heure en pleine valeur individuelle, à développer chez eux l'esprit d'initiative et le besoin hâtif d'indépendance, non pas de cette indépendance qui ne tend à s'émanciper que pour jouer au baccara, entretenir des danseuses et ruiner le reste de la famille, mais bien de celle qui consiste à quitter tôt le toit paternel pour s'en aller chercher sa vie, fonder une maison, et courageusement, tout seul, créer de nouvelles ressources.

En France, nous recommandons à nos enfants la lecture des *Mésaventures de Touchatout* où la sainte curiosité, seule fierté de l'homme, est tournée en dérision; on ne cherche qu'à nous préserver de toute audace personnelle. En Angleterre, on nourrit l'âme des enfants de récits robustes et sains où le bon esprit d'aventures est porté au pinacle. On contraint les garçons à connaître la vie, tout jeunes, d'expérience personnelle. Pour leur apprendre que le feu brûle, sans doute on ne les laisse pas se jeter dans les flammes; on leur donne souvent des conseils préalables. Mais toutes les fois que cela est humainement possible, on procède, comme le conseille à vingt reprises Herbert Spencer dans son livre de l'*Éducation*, en commençant par le concret, par la pratique même de la vie, pour s'élever ensuite à la notion générale, à l'abstrait. A seize ans, ils sont déjà des hommes; sans manquer de respect pour leur père ni de tendresse pour leur mère, ils les quittent assez volontiers cependant, pour s'en aller chercher fortune. C'est le secret de la puissance colonisatrice de l'Anglo-Saxon. Et cependant, nos fils, longuement attardés aux jupes tièdes de leurs mamans, incapables d'un geste hors de la surveillance étroite de quelque maître, recherchent les fonctions d'État, sollicitent des places avec traitement fixe, lendemain assuré, menue retraite pour les vieux jours. C'est la médiocrité perpétuelle, mais sans risques ni responsabilité. Et le travail est monotone et doux; il ne comporte point de fatigue, ni de ces vigoureux élans que l'on ne sait donner que sous l'aiguillon stimulant d'un besoin et d'une espérance, de quelque intérêt personnel. Voilà comment notre fière race française semble n'être plus bonne qu'à donner des hommes un peu asservis, soldats, moines ou fonctionnaires, à une époque où le reste du monde n'a d'objectifs que la suprématie commerciale et l'extension coloniale.

*
* *

Je sais un très brave garçon, parti de rien, qui est en train de se faire dans l'industrie parisienne une situation tout à fait enviable. Il est dans sa modeste sphère un des conquérants de Paris. Fils de paysans attardés du Morvan, intelligent, avide de savoir, il fut pris, vers la quatorzième année, d'ambitions que quelque atavisme ignoré expliquerait sans doute. Pour échapper à l'autorité étroite, despotique et paralysante des siens, il s'évada de la maison paternelle, et demeura pendant près de deux ans sans donner de ses nouvelles, tant il craignait d'être rapatrié de force[1].

---

1. Cet exemple ne veut point dire que je sois partisan de l'émigration en masse vers les villes. Je la trouve au

Voilà l'histoire d'un enfant désobéissant, d'un rebelle. Et je voudrais pourtant qu'on la pût donner en exemple à bon nombre de parents qui, par souci mal entendu de l'autorité paternelle, rognent les ailes à leurs fils, les dispensent trop longtemps de vouloir par eux-mêmes, et n'en font que des énergies subalternes, utilisables uniquement sous la direction d'un chef.

Le jour de ses cinq ans, un petit garçon de ma connaissance demanda, comme don de joyeux avènement, la permission de sortir seul dans les rues de Paris. Les parents décidèrent de ne pas s'opposer à la satisfaction de ce désir. Le bambin décrivit l'itinéraire qu'il voulait suivre, déclara que par tel chemin, il se rendrait à tel magasin de jouets, distant de 4 à 500 mètres, où l'on exposait des merveilles en vue du pro-

contraire funeste à mille points de vue. Il n'y a pas de pays où l'émancipation de l'homme soit plus précoce qu'en Angleterre, il n'y en a pas non plus où les travaux des champs soient plus en honneur.

chain jour de l'an ; puis, que de là, il gagne-
rait une chapelle du voisinage où sa maman
pourrait le retrouver. Le gamin fit promesse
de longer les murailles pour ne pas être
bousculé et jeté à bas du trottoir, de prendre
cent précautions à la traversée d'une rue très
passante, et il partit, tout seul, d'un pas fort
résolu.

Soigneusement dissimulé derrière les
arbres et les kiosques du boulevard par où
son fils devait passer, le père surveillait de
loin son unique trésor. Et le marmot, agile
et calme, se glissait parmi les passants
affairés, écartant à deux mains les lourds
paniers que les cuisinières distraites balan-
çaient au ras de sa tête. Parvenu au bord
de la rue qu'il s'agissait de traverser, le petit
homme, conscient de la responsabilité qu'il
encourait, fit preuve de sage prudence. Sérieux comme un pape, il se pencha pour
voir venir de loin voitures et tramways,
attendit un moment, et quand un large vide

se fut fait, il entreprit de franchir la chaussée, lentement, en Parisien qui sait bien que courir est le plus sûr moyen de se faire écraser... Deux minutes après, il entrait dans le magasin, se faisant montrer un à un les joujoux de ses rêves, abusait quelque peu de la complaisance amusée des commis, puis rejoignait sa mère à l'église prochaine.

De cette escapade, il faut, je pense, féliciter l'enfant qui l'a voulue et les parents qui l'ont permise. Trop tenu par la main, trop étroitement surveillé, un bébé prend cette habitude de toujours compter sur autrui pour organiser sa défense. Sans aucune bravoure vraie il devient imprudent, uniquement parce qu'il sait qu'on est là pour sauver ses jours, et pour éloigner tout péril.

Apprenons donc à n'être ni trop autoritaires ni trop tendres. N'exigeons point de nos petits l'obéissance inintelligente et passive, mais élevons-les dans une ferme discipline, dans celle qui leur apprend de très bonne heure à être leurs propres maîtres, à se décider seuls, à veiller d'eux-mêmes, dans la mesure du possible, à leur sécurité. Apprenons-leur à être actifs, prudents et débrouillards. Encore une fois, mettons-nous bien en tête que l'éducation n'est point l'art d'enseigner aux enfants la soumission aveugle. Elle n'a d'autre but que de faire des hommes libres, et dignes de la liberté par leur sagesse à vivre.

CHAPITRE XX

Les punitions.

Sommaire. — Les punitions usuelles; leur inefficacité; leurs inconvénients. — Pensums, privations de sortie et de promenade. — La mise au pain sec et à l'eau; la privation de dessert. — De la persuasion; raisonnement et sentiment; l'amour-propre et l'intérêt bien entendu; user de tout cela pour s'éviter la peine de punir. — Opinion de M. Demolins; punitions adaptées au tempérament de chacun.

Je ne sais pas de problème de pédagogie qui soit plus difficile que celui des punitions. Ce qu'on en peut dire d'emblée c'est que les procédés actuellement en vigueur dans nos lycées de l'université ou nos collèges libres, vont, pour la plupart, à l'encontre du sens commun.

Sans doute, les peines dites corporelles sont à peu près partout abolies; on ne voit plus de malheureux gamins tenus de demeurer une demi-heure à genoux, les bras levés, dans la position classique des supplices chinois, et il est rare qu'un père de famille, s'inspirant d'un usage fréquent encore dans la première moitié de ce siècle, frappe son fils avec des verges trempées dans du vinaigre, afin que la fessée soit très longtemps cuisante.

Mais rien n'est plus ordinaire que la privation de promenade ou de sortie, le pensum, l'emprisonnement au cachot ou la mise au pain sec. Par le soleil ardent ou le grand froid, on condamne un petit garçon « pour avoir parlé dans les rangs », à rester tout au long d'une récréation, immobile au pied d'un arbre, ou contre un pilier du préau, comme pour l'exposer, sans réaction possible, aux courants d'air ou aux coups de soleil. Pour nous, qui nous piquons d'édifier l'éducation sur l'hygiène, rien n'est à conserver de ces vieux procédés inefficaces et malsains.

Ils révoltent en nous moins encore la sentimentalité que la logique. Nos recherches sur la psychologie de l'enfance nous ont montré qu'un gamin paresseux ou rebelle, si peu sympathique qu'il semble à ceux qui le voient chaque jour, n'est bien souvent qu'un petit détraqué du système nerveux, qu'un cerveau malade à soigner.

Pour le rendre meilleur, votre système est simplement de mettre en sa mémoire la représentation mentale d'une peine assez désagréable pour que ce souvenir suffise désormais à le retenir sur la mauvaise pente. Fort bien ; mais voyez donc comme cela réussit mal, comme ce sont toujours les mêmes qu'il vous faut châtier, ceux-là précisément dont rien n'arrête les impulsions mauvaises, dont rien ne semble pouvoir vaincre l'indolence foncière. Soignez, vous dis-je, leur système nerveux et vous les verrez promptement devenir plus malléables et meilleurs. Tentez l'expérience avant d'en sourire.

Mais au lieu de refaire leur nutrition générale, et de ranimer leur cerveau ou de le modérer, vous vous contentez de les priver d'exercice et d'air pur, de les condamner à l'immobilité, de leur faire confectionner d'abrutissants pensums, dans l'atmosphère viciée d'une salle d'étude, de les empêcher de sortir le dimanche et de les entasser avec ceux de leurs camarades qui peuvent précisément leur donner les pires exemples. On connaît des enfants qui se font, tout exprès, priver de promenade, rien que pour se soustraire à une marche qui les ennuie et les fatigue, ou pour ne pas quitter un ami cher, qui est puni. N'est-il pas révoltant que cela soit possible ! J'ai déjà dit, au cours de mes articles, le danger des cachots noirs, des terreurs infligées surtout aux tout petits.

Un de mes clients, névropathe sujet à de

grandes colères, avait un petit garçon de cinq ans qui semblait fait à son image. L'enfant ayant, un jour, refusé d'obéir et trépigné rageusement, le père, pris de fureur, l'empoigna, le roua de coups, puis le tint longtemps enfermé dans un cabinet sombre. Depuis ce jour, le malheureux gamin, terrorisé, évidemment prédisposé d'ailleurs par ses tares héréditaires, marche à l'idiotie.

***

Je ne professe pas, non plus, bien grand enthousiasme pour le système de la mise au pain sec et à l'eau, pour ce motif que le pain sec est une nourriture insuffisante — pensez-vous qu'on améliore le cerveau d'un enfant en ne lui donnant pas le combustible indispensable? — et pour cette raison que l'eau me paraît devoir être le régime normal, au moins jusqu'à l'adolescence.

La punition par suppression de sucreries et de desserts n'est logique que si vous considérez gâteaux et sucreries comme la juste récompense du bon travail et de la journée de sagesse; mais une récompense qui abîme les dents et détériore l'estomac ne fait point notre affaire.

La vérité, c'est qu'il faudrait, vraiment, punir de moins en moins, presque jamais, voudrais-je dire.

L'aboutissant de toutes les observations et de toutes les réflexions qui constituent ce petit livre, n'est-ce pas en effet cette idée que l'éducateur doit faire la psychologie de son élève, comprendre son caractère, connaître son tempérament, partir de là pour le guider dans la voie qui convient, développer ses qualités, atténuer ses défauts naturels dont beaucoup sont utilisables, et le mettre en pleine valeur, au lieu de vouloir le broyer et de fondre sa personnalité pour la frapper à l'effigie commune?

Parlez-lui avant de le battre. Un enfant
que l'on sait bien prendre est presque toujours accessible à la persuasion, à la suggestion patiente et habile. La fessée ne me
paraît admissible que chez un très petit bébé,
inaccessible à tout raisonnement. Entendons-
nous bien : jamais de gifles, bonnes uniquement à ébranler sa petite cervelle d'une
regrettable façon; mais la fessée, sans vraie
colère, sur le bon gros derrière que ça rougit
un peu sans grand dommage pour les organes
nobles.

Je ne déteste pas non plus, dans le cas de
fureur méchante, le jet du siphon d'eau de
seltz dont nous avons déjà parlé aux chapitres sur la colère. A cet âge très innocent,
les châtiments de cette sorte, par leur rude
simplicité, se gravent bien dans la mémoire,
et ils servent heureusement à enrayer tout
net de déplorables habitudes, à montrer que
personne ne fait à sa guise ici-bas.

Mais n'oublions jamais qu'il s'agit d'améliorer, de faire croître en force et en sagesse un petit être encore bien peu responsable, et non d'assouvir sur son dos les impatiences qui nous viennent à son contact.

Je me rends compte, certes, de tout ce qu'il y a de fatigant et d'énervant à faire le métier d'élever des marmots. Rien n'est plus méritoire, et rien n'exigerait de plus hautes vertus de l'esprit et du cœur. Mais je sais bien aussi que nos petits ne sont pas venus en ce monde pour leur plaisir ni de leur propre gré, qu'on ne peut vraiment pas les tenir pour responsables du tempérament qu'ils héritent avec la vie, et que cette façon d'envisager les choses ne saurait nous conduire qu'à plus de justice et d'habileté directrice envers eux. Ne trouveriez-vous pas honteux qu'un fleuriste donne des coups à ses boutures? Le jour n'est peut-être pas loin où parents et professeurs ne s'irriteront guère plus envers leurs élèves qu'un jardinier ne s'indigne après le rosier qui pousse de travers ou le rejeton qui vient mal. Vous tous qui faites réciter la morale de notre La Fontaine : « Patience et longueur de temps....! » apprenez cette fable pour votre propre compte.

*
* *

Lorsque vous sentirez s'ouvrir l'intelligence et s'éveiller le cœur de vos filles et de vos fils, gouvernez-les par le raisonnement et par le sentiment; usez de l'amour-propre, de la honte, de l'intérêt bien entendu ; apprenez-leur à renoncer à tel caprice pour ne pas vous faire de peine, et toujours, montrez-leur que vous n'exigez d'eux rien qui ne soit évidemment en vue de leur bonheur.

Soyez d'ailleurs aussi fermes que calmes, et ne cédez pas aujourd'hui à une fantaisie que vous réprouverez demain. Ce sont vos propres oscillations d'énergie qui le plus souvent font vos petits désordonnés d'esprit, incohérents en leurs désirs. C'est simplement notre propre faiblesse qu'il leur faudra payer demain par des gronderies et des gifles.

Enfin, si nous devons absolument punir, ayons recours d'abord aux châtiments purement imaginaires et moraux, inventés, je suppose, par le cœur excellent de quelque grand'mère indulgente ou d'une brave religieuse. J'ai vu des gamins rebelles attachés au pied d'une table seulement par un brin de laine; ils se sentaient mieux maîtrisés par ce lien fragile qu'ils ne l'eussent été par de grosses cordes ou des chaînes.

Rien n'est difficile à trouver comme de bonnes punitions, et je voudrais que les revues d'instruction primaire et d'enseignement secondaire aient l'idée de mettre au concours l'invention de châtiments vraiment logiques, qu'il fût possible d'adapter au tempérament de chacun, et qu'on pût infliger avec le sentiment d'être vraiment utile.

*
* *

J'ai interrogé à ce propos M. E. Demolins, de qui les idées sur l'éducation et l'école nouvelles sont la plupart du temps si judicieuses, si rationnelles. Voici ce qu'il m'a répondu.

« ..... L'école anglaise (du moins les types que j'ai pu observer) recourt beaucoup moins que la nôtre aux punitions, parce qu'elle développe à un très haut degré le sentiment de la responsabilité, de la respectabilité, qu'elle contrarie moins la nature et les goûts des enfants, que la discipline est moins étroite et la liberté plus grande. Avant de rechercher quelles sont les meilleures punitions, il importe en effet de trouver le moyen de les rendre moins nécessaires.

« A Abbotsholme et à Bédales (et le fait est assez général en Angleterre), la police de l'école est faite par les élèves eux-mêmes, d'après un procédé que je vais indiquer dans mon prochain volume l'*École Nouvelle*. Voilà qui vient encore diminuer la fréquence des punitions.

« Mais quand il faut arriver à punir, le procédé que j'ai vu employer avec le plus de succès est celui qui consiste à adapter la punition à la nature de chaque enfant, de manière à la faire servir au redressement d'un défaut.

« Par exemple : faire courir pendant dix minutes un élève qui répugne aux exercices physiques; ainsi il tire un profit de la punition. A Abbotsholme, un enfant, qui était peu porté à l'ordre et à la propreté, fut condamné à racler complètement un des bateaux de l'école qui avait besoin d'être goudronné à neuf. Ce fut en même temps pour lui un exercice physique... »

Évidemment, c'est dans cette voie qu'il faut chercher.

D'ailleurs, je ne saurais assez le dire et le

redire, la thérapeutique et l'hygiène médicales nous fournissent de précieux moyens
de raréfier les punitions en nous permettant,
dans un très grand nombre de cas, de placer
un jeune cerveau au cran de l'équilibre.

Très malléables, très automatiques, aptes
à imiter, particulièrement esclaves de ce
besoin de recommencer, de répéter les
mêmes actes, qui est au fond de la nature
humaine, les enfants nerveux, si leur névrose
ne dépasse pas les extrêmes limites, peuvent,
avec un peu de soin, être aiguillés sur la
bonne voie et s'y maintenir indéfiniment. Il
suffit pour cela de les connaître, de les comprendre et de faire servir à leur salut leurs
défauts mêmes. S'ils sont esclaves de l'idée
fixe et de l'habitude, sachons leur imposer
d'utiles idées fixes et de salutaires habitudes. Un jour viendra où, le médecin
aidant, les punitions seront chose tout à fait
exceptionnelle dans les écoles d'un pays
vraiment civilisé.

CHAPITRE XXI

Sur l'excès de tendresse.

Sommaire. — L'Anglo-Saxon se détache aisément de ses ascendants; avantages de cette manière d'être au point de vue de l'expansion coloniale. — Nos mœurs familiales françaises; amour filial et amour conjugal. — Nous n'avons pas, en France, assez d'enfants. — La mauvaise tendresse.

L'abus de la sévérité a ce lourd inconvénient de tendre à faire de nos fils des hommes au cœur humilié, craintifs devant la moindre responsabilité, inhabiles aux entreprises, inquiets devant l'opinion d'autrui, et sachant mal se contenter du témoignage de leur conscience. Parfois aussi l'extrême compression produit à l'entrée dans la vie une réaction très vive, et de la vie de discipline stricte on passe brusquement à la vie de désordres.

L'excès contraire, l'éducation trop tendre, la couvée longtemps prolongée sous l'aile maternelle, la cajolerie incessante, et l'élevage, comme on dit, dans du coton, ne sont guère moins déplorables. Mais le pis est encore le mélange de l'un et l'autre genre, l'alternative d'impatientes véhémences et de caresses éperdues, défaut essentiel de nos pays latins.

En Angleterre, le jeune garçon n'a point le cœur tout débordant de piété filiale; il ne pratique guère ce culte de la maman, de la chère vieille en cheveux blancs, qui est un de nos plus doux charmes. Moins sympathique, assurément, que n'est le nôtre, l'adolescent anglo-saxon, hanté par l'idée de conquête — de conquête commerciale et toute pacifique, — quitte le foyer paternel avec une désinvolture qui nous révolterait.

Un Français, on l'a dit, ne coupe jamais tout à fait le cordon ombilical par où sa mère a commencé de lui communiquer la vie. Même longtemps après le mariage, un très grand nombre d'entre nous demeurent sous la tutelle et l'influence maternelles, à ce point que leur femme a quelquefois à en souffrir. L'Anglo-Saxon se donne bien plus entièrement à son ménage; plus détaché de ses ascendants, il se montre, dit-on, plus constamment fidèle à la compagne de son choix, et peut-être est-il dans le vrai. La jeune fille d'outre-Manche s'émancipe de même et court fort bien le monde, toute seule, en quête d'un mari.

* *
*

A plus d'un point de vue, notamment à celui de l'expansion coloniale, cette sécheresse de cœur envers les ascendants, cette

aisance, tout animale, à prendre son vol —
on dirait des oiseaux ingrats qui s'évadent
du nid pour n'y plus revenir — est une
incontestable force. Notre piété filiale nous
nuit et nous nuira de plus en plus, à mesure
que s'éloignera le terrain de la lutte entre
les nations.

Voici ce que j'ai vu, l'an dernier, dans
ma clientèle.

Mme Z*** est la femme d'un industriel du
Marais, qui fabrique et vend bien de ces
menus bibelots de luxe, fanfreluches éphé-
mères mais de goût charmant, comme on n'en
invente qu'ici. Ils ont un fils et, chose rare,
ils n'en ont fait ni un avocat, ni un médecin,
ni un fonctionnaire, mais simplement un
employé de la maison qu'à son tour il diri-
gera. Le père, homme actif et avisé, a acquis
la conviction qu'à New-York, en hiver, à
Newport, en été, une industrie comme la
sienne, défiant toute concurrence locale,
ferait fortune, et qu'une succursale, instal-

lée là-bas, doublerait, en fort peu de temps, le chiffre de ses bénéfices. Et il résolut d'envoyer son fils aux États-Unis. Mais la maman, bonne Française, versa tant de pleurs, se montra si cruellement désolée à la pensée de savoir son enfant, son unique garçon ballotté par les flots — songez donc, près de huit jours de traversée! — qu'il fallut bien renoncer au projet. Le jeune homme crut faire son devoir en séchant les yeux de sa mère.

Or, tout empêchés que nous sommes déjà par le service militaire que ne connaissent point les Anglais et les Américains, chargés d'impôts afin d'entretenir une armée, dont je ne conteste d'ailleurs pas l'utilité, nous ne saurions prétendre, avec de telles mœurs, à lutter victorieusement pour l'existence. C'est de notre éducation trop tendre, trop communautaire, trop latine, de notre inaptitude à quitter les jupes maternelles, que nous sommes menacés de mourir, beaucoup plutôt que de la livraison, parfaitement haïssable d'ailleurs, à quelque attaché militaire étranger, d'un plan de mobilisation, ou d'un manuel de tir pour l'artillerie de campagne [1].

**

En vérité, nous n'avons pas, en France, assez d'enfants. Si nous en avions davantage, si nous mettions au monde un tas de petits sans le sou, il leur faudrait bien s'exiler pour trouver leur vie : ainsi nos

1. Tout récemment, à la tribune de la chambre, à propos du budget de la guerre, le ministre, M. de Freycinet, disait qu'il n'y a pas à proprement parler de secrets militaires, et il montrait éloquemment que le véritable patriotisme ne consiste pas à s'affoler pour un acte, si odieux fût-il, de trahison. Sachons donner au monde le spectacle d'une confiance en nous-mêmes plus assurée ; dégageons-nous des idées fixes où se rétrécit le champ de la conscience nationale, et attachons-nous à comprendre par où vraiment nous sommes menacés, et par où nous pouvons tenter de reconquérir notre place, à la tête des nations civilisées. La récente défaite des Espagnols par les Américains est une dure leçon d'histoire dont il faut que nous profitions.

colonies se peupleraient autrement que de fonctionnaires. Mais, dans la crainte de leur laisser quelque risque à courir et de les voir contraints à faire effort pour se tirer d'affaire, nous aimons mieux ne pas avoir beaucoup de rejetons. C'est ici le pays par excellence du fils unique, lequel, grâce au labeur et à la stricte parcimonie du père, ne fera rien, traînera une vie médiocre et inoccupée, ne saura pas se rendre utile à son pays, et ne travaillera qu'à se donner la goutte.

N'ayant qu'un fils, nous ne pouvons souffrir l'idée qu'il respirera loin de nous, fût-ce dans l'opulence et le bonheur que donne l'effort couronné de succès. A condition qu'il ne s'éloigne pas, nous consentons, à la rigueur, à ne pas le voir bien souvent; par exemple, nous l'internons dans quelque vieux lycée aux murailles humides où il passe dix mois par an, sans faire d'exercice, nourri de la façon la plus grossière et la plus illogique, bourré bon gré mal gré de notions indigestes

en partie inutiles, exposé aux plus déplorables contagions. Mais nous répugnons à la
pensée qu'il pourrait vivre, en Angleterre ou
en Allemagne, dans des conditions d'hygiène
dix fois supérieures. C'est de la mauvaise
tendresse, et de l'amour mal avisé. La repo-
pulation serait, pour le pays de France, un
inestimable bienfait.

*
* *

Et j'entrevois encore, aux excès d'amour
maternel et de piété filiale, une autre conséquence dont il faut dire un mot.

Tout pétri de tendresse, tout pénétré
d'émotion par le catholicisme, accoutumé
jusqu'à l'adolescence aux menus soins et
aux caresses de sa mère, le jeune Latin, dès
ses premiers instants de liberté, semble ne
chercher par le monde que le prolongement
du doux nid où il a grandi. Il veut encore
des gâteries, un intérieur habité, une maison

tenue, une compagne pour le dorloter,
l'aimer, le consoler de ses chagrins, lui préparer les mets de son enfance. Et le voilà qui
très aisément s'abandonne à la première
femme un peu câline ou un peu adroite, qui
sait le distinguer, s'occuper de lui, ne pas le
laisser seul. Ne vous étonnez pas que, souvent, elle soit moins jeune que lui; il la pré-
férera tout naturellement femme faite, expé-
rimentée, quelque peu maternelle. Napoléon
épousant à vingt-sept ans par amour — et
non, comme Barras le prétend, par calcul —
Joséphine de Beauharnais, de six ans plus
âgée que lui, agit vraiment en jeune homme
latin. Et rappelez-vous comme est juste et
profond le roman du faux ménage, l'histoire,
si éloquemment contée par Alphonse Daudet,
du Provençal Gaussin et de sa maîtresse
Sapho !

.·.

Donc, ayons de nombreux enfants, pour les aimer d'une passion moins aveugle, pour ne pas les efféminer, pour leur lâcher un peu la bride au cou, pour que leur jeunesse entière ne se passe pas à entendre des recommandations incessantes, des « ne tombe pas, ne t'enrhume pas, ne cours pas trop, ne travaille pas trop, ne t'amuse pas trop », que sais-je!... Et aussi pour que leur jeune âme s'accoutume de bonne heure à cette notion nécessaire que la vie est une bataille, et qu'il faut s'attendre à des coups plutôt qu'à des caresses.

Sitôt que leur santé s'est un peu affermie, faisons voyager nos garçons; envoyons-les en Angleterre, en Allemagne, en Amérique, voir du pays, apprendre les langues vivantes, s'accoutumer à la rudesse d'ici-bas, s'affermir dans l'exil et dans la solitude. Qu'ils soient assez nombreux autour de nous pour que, plus tard, si un ou deux d'entre eux parlent d'aller à Tombouctou, notre cœur ne se brise pas tout à fait. Donnons-leur, non point le goût de la sécurité dans le médiocre, mais l'envie de voir leur bien-être croître en proportion de l'intensité de leurs efforts; et qu'ils aient le dédain de l'état de fonctionnaire et du traitement fixe.

Qu'ils restent Français, cependant. Qu'ils se gardent de prendre aux jeunes gens anglais cette raideur automatique, cet état d'âme en même temps brutal et quelque peu naïf, ce je ne sais quoi de grossièrement égoïste et de peu sympathique, qui émane souvent d'un fils de bourgeoisie anglo-saxonne.

Ne cessons pas de donner au monde de traditionnels exemples de politesse, de délicatesse, de générosité; mais pour garder

nos qualités de séduction extérieure, n'aban-
donnons pas à autrui la domination du
monde. C'est à nous de savoir concilier la
force et la ténacité avec la bonne grâce et
l'esprit de finesse.

CHAPITRE XXII

La Chasteté.

Au cours des deux ou trois chapitres qui précèdent, pour toucher à quelques questions importantes de sociologie et d'éducation, j'ai conscience d'avoir dépassé les limites de mon domaine d'hygiéniste et de médecin.

Il m'y faut rentrer maintenant, et d'assez brutale façon.

Je ne peux pourtant pas clore ce livre sans dire quelques mots, discrets et cependant précis, de la chasteté chez l'enfant. C'est un sujet trop grave et trop du ressort médical pour que je m'autorise commodément à l'éluder. D'ailleurs, on peut tout dire en termes fort décents. Et n'est-il pas une fois pour toutes entendu que, si j'écris sur les enfants, je n'écris pas pour eux, que je m'adresse à leurs parents, qui savent de quoi il retourne, et qui, je pense, me sauront gré de parler net, sans fausse pudeur ni détours, pour leur donner quelques conseils indiscutablement utiles.

*
* *

Certes, je n'éprouve pas le besoin de voir nos jeunes gens de France devenir tous de grands niais, empotés, rougissants, gardant, avec leurs engelures, la candeur du tout premier âge, bons seulement à échanger entre

eux des coups de poing pour se donner con-
tenance, et à égayer leurs discours de plai-
santeries à la fois pudibondes et scatologi-
ques. Cet idéal n'est point dans le goût de ce
pays-ci, notre tempérament gaulois voulant
un tour plus franc et des propos plus
libres.

Pourtant, nous commençons — à Paris
tout au moins et dans les grandes villes — à
dépasser largement la mesure. L'impudeur
de nos rues, la multiplicité croissante des
images, des publications, des spectacles très
immodestes, contribuent bien certainement
à la précocité de la débauche : elle en est à
ce point que nos petits bourgeois mettent
leur bel orgueil à se montrer au sortir
du collège tout las et blasés de luxures!...
Quant à leurs sœurs, il leur arrive de tenir,
dans les salons où on les mène à la recherche
d'un mari, des conversations tout de même
un peu vives. Et c'est là un mal social que je
tiens pour inquiétant, en dépit des spiri-

tuelles revues de fin d'année qui ne se lassent pas de tourner en dérision les justes indignations de M. Bérenger.

Si je comprends bien l'état actuel de la lutte entre les nations et les races qui se disputent la conquête du monde, l'avenir est à celles qui ne seront ni déloyales ni profondément dépravées. Le goût répandu du mensonge et du vice sont des signes de décadence, et c'est tant pis pour nous si les enfants d'Angleterre ou d'Allemagne sont plus purs que les nôtres.

Je sais qu'il ne faut rien exagérer de nos défauts, que, chez nous, l'impudeur est moins au fond qu'à la surface, plus dans les mots que dans les actes, et qu'un Anglo-Saxon qui fait tant que de dégeler va tout de suite à des extrémités qui nous étonnent. Mais d'une façon générale et dans la masse de la population, je crains bien qu'il n'y ait chez nous moins de maris strictement fidèles, et, pour rester dans mon sujet, moins d'enfants tout à fait indemnes qu'il n'y en a chez les peuples du Nord à religion réformée.

Notre devoir de médecins est d'inculquer dans les esprits cette notion capitale qu'un très grand nombre de maladies de la moelle épinière, de névroses et de folies, proviennent des intoxications de la débauche ou de l'empoisonnement par l'alcool. Or, de la pureté du premier âge dépend le plus souvent la dignité morale de toute la vie. Gardons le cœur de nos enfants.

Lorsque la première eau qu'on y verse est impure...

rappelez-vous Musset qui devait s'y connaître.

*
* *

Recherchons donc ensemble s'il est quelque moyen d'organiser, avec plus de méthode et de bonheur qu'on ne l'a fait jusqu'à ce jour, cette œuvre de préservation.

Et d'abord, devons-nous tenir nos filles et nos fils dans l'ignorance de tout ce qui concerne la fonction de reproduction de l'espèce? Faut-il attendre qu'au lycée la causerie plus ou moins louche d'un camarade vienne lui révéler, avec tout l'attrait du mystère et du fruit défendu, ce secret, attirant comme tout ce que nous pressentons sous un voile? Et jusque-là, répondrons-nous aux questions de nos enfants qu'ils sont nés sous un chou, que la cigogne est allée les chercher en un puits, connu d'elle seule, pour les porter à leurs parents [1], ou bien encore que leur maman a dû faire pour les acheter un voyage si fatigant qu'il lui a fallu s'aliter —

---

1. Dans bon nombre de contrées de l'Allemagne, la légende usuelle est celle-ci : quand une femme veut un enfant, elle le demande à la matrone qui seule sait parler la langue des cigognes. La sage-femme fait la commande, et l'oiseau au long bec va chercher le poupard pour l'apporter au logis désigné. En entrant dans la chambre et en déposant son fardeau, la cigogne avertit la mère en la blessant d'un coup de bec à la jambe ou au pied, ce qui contraint la pauvre femme à demeurer au lit pour quelques jours.

toutes niaiseries plus ou moins gracieuses, dont l'invraisemblance sera tôt reconnue par ces petits esprits, curieux, futés et logiques, à qui n'échappent point nos contradictions?

A ces mensonges consacrés par l'usage immémorial, j'ai peine à trouver avantage. Ils sentent si bien qu'on les trompe! quand ils sont tout bébés, le mieux doit être assuré-ment de les prier d'attendre et de leur dire : « Tu sauras tout cela plus tard ». Mais quand commence à s'installer en eux, avec le désir de savoir, le pouvoir de comprendre, pour-quoi ne pas leur donner, sommairement, mais bonnement et sans tant de mystère, la simple et belle vérité, à savoir que, du mariage des hommes, ainsi que de l'union des plantes et des animaux, dans la nature entière, naissent des rejetons, que la maman, bénie de Dieu, porte en elle et nourrit du meilleur de son sang le fruit de ses entrailles — c'est le mot même qu'ils répètent matin et soir en récitant : « Je vous salue, Marie, pleine de grâce », — et que nous devons à nos mères reconnaissance et grand respect pour les douleurs causées par notre venue en ce monde.

*
* *

L'ignorance n'est pas un bien : elle ne met pas en défense. A l'heure de la puberté, je sais bien des fillettes — celles surtout qui vivent pensionnaires au couvent — qu'affole cet inattendu. Elles se croient blessées, atteintes de quelque mal mystérieux et plein de honte qu'il faut cacher comme une faute; de là mille imprudences que l'on paye plus tard.

Et combien de pauvres gamins qui se sont trouvés désarmés devant la contagion du vice, pour n'avoir jamais été avertis ni mis en garde! Nous avons tous un singulier oubli de notre propre jeunesse et un étrange pouvoir d'illusion sur la pureté de nos enfants. Nous nous obstinons commodément à les croire pleins d'innocence, alors que depuis longtemps ils languissent de quelque mauvaise habitude. Voilà ce qu'il faut à tout prix tenter d'épargner à nos fils, car je ne sais rien qui soit plus propre à les épuiser et à les énerver pour l'avenir, rien de plus asservissant, de plus bassement facile, de moins viril, de plus avilissant.

Au lieu de les laisser dans l'ignorance, pourquoi ne pas leur dire simplement que certains organes de leur corps sont d'une fragilité particulière, qu'il ne faut y porter la main que pour les nécessités de la vie et pour les soins de propreté, sous peine de s'exposer, comme beaucoup d'enfants, à de cruelles maladies? Pourquoi ne pas leur dire encore que si quelque polisson leur donne de mauvais conseils, il leur appartient de hausser les épaules et de répondre qu'ils savent bien tout ce qu'il en peut résulter?

Je supplie qu'on m'excuse de parler aussi

simplement de choses aussi délicates ; mais la conscience que j'ai de donner un conseil utile, fait que plus rien de tout cela ne m'apparaît inconvenant. En matière d'hygiène physique et morale, rien, ce me semble, ne peut être odieux, sinon la fausse pudibonderie. Veuillez donc jusqu'au bout me lire, mères qui vous souciez d'écarter un grave danger du chemin de vos fils.

.•.

Rien ne prédispose un enfant à la dépravation comme l'hérédité névropathique. Les tendances natives de certains petits dégénérés, fils d'alcooliques, de toqués ou d'intoxiqués, confondent l'imagination. Ces tares exceptionnellement graves se soignent cependant, et s'améliorent dans de notables proportions par une éducation physique et une culture mentale appropriée : changement de milieu, gymnastique médicale, accélération de la nutrition cérébrale, chasse à l'idée fixe, travail bien dirigé.

Parfois aussi, plus souvent qu'on ne croit, ce triste vice, qui longtemps n'a paru relever que de la dépravation mentale et de la morale religieuse, n'a d'autre cause qu'un état local purement accidentel et maladif, et ne relève que de la thérapeutique la plus banale. Voici comment.

Récemment un chirurgien déclarait devant moi que la pratique de la circoncision devrait se généraliser, et qu'elle épargnerait à beaucoup de chrétiens, comme elle fait aux juifs, une enfance énervée, abîmée par les mauvaises habitudes. Je ne sais pas si les petits israélites sont en moyenne plus chastes que les nôtres, mais ce que je puis dire, c'est que, sans recourir nécessairement à l'opération sanglante, il est extrèmement utile de détruire — cela se fait en peu de temps et sans grande douleur — les « adhérences » qui se forment souvent chez les garçons, empêchent les lavages, entretiennent d'une façon presque constante une irritation, et, pour tout dire, des démangeaisons, dont il vous est facile d'entrevoir le péril.

Même danger pour l'autre sexe, mais par un mécanisme différent. Mères, écoutez, je vous prie, ce conseil important. Ne laissez jamais vos fillettes coucher dans votre lit, à plus forte raison dans celui d'une nourrice ou d'une bonne. Rien n'est contagieux comme la « leucorrhée », comme ces flueurs blanches dont tant de femmes ont à se plaindre ; il suffit de toucher les mêmes linges, de dormir dans les mêmes draps, pour que les bébés du plus bas âge les contractent ; et c'est pour elles une source, le plus souvent ignorée, d'énervements, de colères, de larmes ou de mauvaises habitudes, invraisemblablement précoces, que rien n'explique, et qui guérissent à mesure qu'agit le traitement local approprié.

*
* *

Enfin, faisons pour nos enfants choix d'une bonne école, car, il faut bien en convenir, au point de vue qui nous occupe, comme sous bien d'autres rapports, les classes et les études beaucoup trop nombreuses de nos lycées ou de nos collèges libres ne nous donnent que bien peu de sécurité. C'est la promiscuité avec tous ses inconvénients, sous une surveillance fatalement insuffisante.

Ici encore, l'école nouvelle, telle que nous la proposent les récents ouvrages de M. Demolins, me paraît offrir de rares avantages. Chaque maître y connaît chacun de ses élèves dont le nombre est extrêmement restreint (de 8 à 10) et qu'il suit depuis les basses classes jusqu'à la fin de leurs études. La surveillance est donc de beaucoup plus facile. En outre, on y rencontre tout le jour, allant

et venant par la maison, des femmes, celles
des professeurs ; on les voit, on leur parle, on
dîne auprès d'elles ; ainsi l'autre sexe cesse-
t-il d'être cet attrayant et obsédant mystère,
ce secret, ce troublant péché qu'il ne manque
point de représenter pour l'imagination de
la plupart des élèves de nos maisons reli-
gieuses. A l'école nouvelle on est astreint de
bonne heure aux soins de propreté ; on y
fait beaucoup d'exercice, et, loin de se coucher énervé par la vaine oisiveté des trop
longues études, on s'endort vite et bien, sai-
nement accablé par la vie au grand air et
la fatigue musculaire.

Comme nous sommes loin, dans la plupart
de nos collèges, de cette mise en pratique
des lois du plus simple bon sens ! Tant que
nos enfants sont externes et vivent en
famille, le danger, je crois, n'est pas grand.
Mais comme il faut plaindre ceux qui sont
obligés de mettre leurs garçons ou leurs
filles en toute pension, dans des établisse-

ments où l'on ne songe qu'à leur meubler, qu'à leur encombrer l'esprit de notions d'une utilité quelquefois contestable, sans le moindre souci de leur santé physique ni de leur propreté morale!

CHAPITRE XXIII

Conclusions.

Résumé de ce qui précède; la médecine vis-à-vis de la morale et de l'éducation. — Névroses et modifications du caractère; hiérarchie des différents états de l'activité cérébrale. — Ressources thérapeutiques dont nous disposons. — Choix d'une école. — Un dispensaire pour les enfants nerveux.

J'achève de relire les vingt et quelques causeries qui composent ce petit livre, et j'éprouve le sentiment de bonne conscience de n'avoir pas trop failli au programme modeste que je m'étais tracé : « ne dire que choses simples, toutes claires, un peu menues et puériles au besoin, mais d'intérêt immédiat, et tout à fait pratique ».

Ensemble, nous avons causé, bonnement, sans prétention, de la façon dont il convient de nourrir et de vêtir nos enfants, de leurs travaux et de leurs jeux, de leur repos, de leurs vacances, de l'art de leur faire les joues roses et les mollets durs. Dépouillant une fois pour toutes la manière hermétique et la langue fermée des médecins et des philosophes, nous avons fait, sans grands efforts d'attention, la connaissance suffisamment exacte et scientifique du cerveau de nos fils ; nous avons appris à comprendre le mécanisme des facultés de l'âme et des émotions humaines.

Pénétrés de ce qu'il y a de véritablement essentiel dans les notions les plus modernes sur le fonctionnement du plus noble de nos organes, nous avons su nous faire une idée, beaucoup plus simple, plus nette, plus forte qu'on ne pouvait jusqu'à ces dernières années, des motifs profonds qui conduisent un enfant de trois à quinze ans à se montrer énervé et colère, timide et craintif, indolent et inattentif, mélancolique, découragé, prompt au mensonge, enclin aux plus fâcheuses habitudes.

D'une intelligence plus avertie, mieux informée de ces maladies d'âme, où le moral et le physique agissent de concert et se révèlent inséparables, nous avons pu tirer bien des conséquences pratiques qui élargissent incontestablement le sens du mot éducation, et mettent à la portée de tous des moyens d'amélioration jusqu'à présent peu ou mal employés. On entrevoit comme tout proche le jour où l'hygiène et la thérapeutique médicales envahiront l'étroit domaine de la pédagogie, et en reculeront les bornes.

Comme n'a pas cessé de le comprendre et de le dire l'école issue de saint Thomas d'Aquin, l'esprit s'incarne étroitement, pendant la durée de la vie, dans le cerveau de l'homme, à ce point de subir toutes les oscillations de sa vitalité, de sa nutrition. Améliorer les conditions de vie de la substance grise — les médecins du système nerveux commencent à savoir le faire — c'est du même coup faciliter le libre jeu des facultés de l'âme, aider au bon fonctionnement de la Mémoire, de l'Intelligence, de l'Attention, du Jugement, et c'est au premier chef faire de la morale.

Sachons ne rien exagérer. Nous ne prétendons point à remplacer tous les systèmes antérieurement adoptés de culture physique, intellectuelle et religieuse : mais nous pouvons, je crois bien, nous vanter d'apporter une représentation plus lumineuse et plus précise de nos conditions de lutte pour le bien et le mal, et nous avons le devoir d'en tirer quelques enseignements pratiques en vue d'une direction plus rationnelle, plus efficace de l'esprit de nos fils. Le vaste ensemble de la pensée humaine reçoit de la science une orientation nouvelle, un rajeunissement, auquel l'art de l'éducation doit commencer à prendre part.

*
* *

Je sais fort bien que cela même que nous prétendons apporter de nouveau est vieux comme le monde, ou, tout au moins, comme ces règlements de vie où s'asservissent les couvents, comme ces préceptes de la Thora précisant avec minutie le régime alimentaire du peuple d'Israël, et nous ne faisons guère que rabâcher le *mens sana* de nos pères latins. Pourtant nous apportons dans le détail beaucoup plus de précision, parce que nous connaissons infiniment mieux que les générations précédentes le fonctionnement du cerveau et quelques-unes des maladies du système nerveux.

C'est ainsi que, sans grande crainte de me tromper, je puis à l'heure actuelle affirmer que la plupart des troubles du caractère chez l'enfant ne sont que de vagues ébauches, reconnaissables cependant, des trois grandes névroses du jeune âge : neurasthénie, hystérie, épilepsie. Tous les tempéraments quelque peu déséquilibrés portent, si peu profonde que ce soit, une de ces trois marques. De cette notion, qui se confirme chaque jour, découlent les plus importantes conséquences pratiques.

Et je ne peux que répéter ici ce que j'ai déjà dit à ce propos.

« Il y a des méchancetés d'enfants, des insoumissions, des colères, des impulsions farouches, que le bromure, donné comme il convient et appuyé de douches, de bains statiques, d'injections de sérum, d'un régime alimentaire approprié, guérit le mieux du monde.

« Chez ces bambins étranges, distraits, absorbés, chez ces marmots impulsifs qui sont des hystériques en miniature, que le moindre désir aveugle, affole, et ferme pour ainsi dire, au reste du monde, M. Pierre Janet nous enseigne à déceler l'idée fixe latente, à la pourchasser sans relâche et à la remplacer par une autre idée, utilisable et saine, celle-là; j'ai vu de lui des cures que je tiens pour de véritables petites merveilles d'ingéniosité, de patience, d'habileté thérapeutique.

« Quant aux enfants neurasthéniques, chacun sait que l'on peut beaucoup pour ces pauvres cerveaux, mélancoliques, inaptes au travail prolongé, à l'attention soutenue, prompts aux colères, aux espérances vives et aux longs découragements, par un bon règlement de vie, un régime adapté, des stimulations méthodiques du système nerveux. Refaites à neuf leur nutrition, et du même coup vous verrez leur esprit prendre consistance, progresser leur mémoire, s'améliorer leur attention, s'égaliser leur caractère. Il faut avoir assisté à de telles cures pour y croire; du

reste ça n'est pas maintenant chose rare :
les observations concluantes, les cas saisis-
sants d'amélioration se comptent par centaines.

*
* *

C'est que le problème d'atteindre les maladies de notre esprit par le cerveau où il s'incarne, est au total plus simple qu'on ne
l'imaginait jusqu'à ce jour, un grand nombre
d'états intellectuels et de tendances d'âme ne
faisant que traduire les oscillations du système nerveux le long de l'échelle de ses énergies, tels à peu près les hauts et les bas du
mercure dans le tube d'un manomètre.

Voici, ci-contre, le schéma de cette hiérarchie des différents degrés de l'activité cérébrale. Rien n'est plus instructif ni plus
encourageant.

Aux enfants dont l'état mental correspond
à une dépression de la tension nerveuse,

Tableau synoptique des différents états
de l'activité cérébrale.

ÉTAT DE TENSION NERVEUSE	ÉTATS D'AME CORRESPONDANTS
État d'excitation.	Paroxysme homicide. Grande fureur, besoin de détruire les objets inanimés. Colère. Enervement, larmes, gestes et cris sans but, uniquement utilisés à dépenser l'excès de force accumulée dans le cerveau. Gaieté bruyante. Courage, vaillance, ardeur au travail. Joie franche, plaisir à vivre.
État moyen.	Zone d'indifférence.
États de dépression.	Douceur. Timidité. Humilité. Paresse, fatigue. Tristesse. Crainte. Terreur. Syncope, perte de connaissance.

donnez avec méthode de bons toniques, de
sages stimulants de l'activité nutritive, et

vous les verrez dépasser la zone d'indifférence pour se fixer à ce cran de la force, du courage, de l'espérance, qui est celui où l'homme éprouve ce qu'il appelle le bonheur.

Quant à ceux qui font preuve, habituellement, d'excitation, d'énervement et de méchanceté, sachons encore que nous pouvons relâcher leurs énergies surtendues par la douche tiède prolongée, un régime apaisant, le bromure et les valérianes, et par le bon travail où se canalise l'excès de force.

Mettre un cerveau d'enfant au cran de la sagesse, et patiemment le contraindre à prendre l'habitude d'y demeurer, voilà ce que les médecins modernes savent faire, et c'est cela qu'ils mettent au service des parents et des éducateurs. Ce n'est pas tout, mais c'est bien quelque chose.

Encore une fois, nous ne prétendons pas à remplacer les méthodes de la pédagogie classique et les ressources de la morale religieuse. Bien loin de nous substituer à elles, nous voulons seulement leur tendre la main et leur porter secours. Notre science ne conduit pas fatalement à l'école sans Dieu. Elle répugne aux procédés de domestication trop étroite du cerveau de nos fils, mais elle n'imagine point que la pensée des potaches de nos lycées soit l'égale de la pensée d'un Taine, d'un Renan, d'un Claude Bernard, d'un Berthelot, et qu'elle trouve en soi de quoi légitimement s'affranchir de toute croyance.

Le seul conseil que nous ayons le droit de donner aux parents c'est celui de faire choix d'une école peu routinière, où chaque petite intelligence soit cultivée individuellement, mise en valeur dans le sens même qui lui convient, où l'on s'occupe en même temps de meubler les cellules de l'écorce grise de notions utiles, de fortifier l'estomac, les poumons et les muscles, et de donner une direction morale; où l'on enseigne le culte de

l'initiative personnelle, le dédain du métier
de fonctionnaire et des professions parasites;
où la noble idée de l'atrie domine toutes
choses, à condition qu'on la détache un peu
de l'idée de canons, de sabres et de bouche-
ries, et que la prospérité de la communauté
se fonde sur le libre labeur et le bien-être des
individus.

.·.

Un mot encore :

Ce petit livre, j'en ai le vif espoir, rendra
service et saura faire quelque bien. Écrit, non
seulement avec une ferme conviction médicale et philosophique, mais aussi avec un peu
de cette émotion et de cette tendresse que
reconnaît quiconque a des enfants, il persua-
dera peut-être, je sais qu'il a déjà persuadé.
De très nombreuses lettres m'ont fait voir
que ceux de ces chapitres qu'a publiés le
Figaro ont trouvé bien des cœurs de

pères et de mamans tout préparés à les entendre.

Mais il est un très grand public auquel ni le livre ni le journal ne parviennent directement. Je veux dire les pauvres, ceux-là précisément qui ont si grand besoin d'hygiène physique et de médecine morale, ceux de qui les petits n'ont avec les petits des riches aucune égalité, pas même l'égalité devant le microbe ou le vice. Chargé déjà d'une plus lourde hérédité parce qu'il est plus fréquemment fils d'un malade, d'un alcoolique ou d'un mauvais sujet, l'enfant miséreux se trouve cent fois plus exposé que le jeune bourgeois aux fièvres éruptives, à la tuberculose, à la contagion du mal moral. Dieu sait pourtant s'il serait urgent de lui faire du bien, et non pas seulement par charité chrétienne, mais encore par intérêt social bien entendu.

Aussi, mon rêve déjà vieux — je l'exprimais dans mes deux derniers livres — est-il

de créer à Paris, pour les déshérités de
tout, l'analogue de ce que sœur Candide et le
Dr Léon Petit ont fait pour les enfants tuber-
culeux : un dispensaire d'enfants nerveux.
Simple maison de briques et de bois, comprenant seulement une salle d'attente, une
salle de consultations, une salle d'hydrothérapie avec piscine d'eau courante, un cabinet
pour le traitement électrique, et un guichet
de pharmacie, par où quelque dame de charité ou quelque religieuse en cornette don-
nerait gratuitement les rares médicaments
prescrits. Que de bien on y pourrait faire.

O mes lecteurs, si quelqu'un d'entre vous
pense que j'ai raison, que ce livre n'est pas
un vain bavardage, mais l'expression de
vérités chaque jour affermies, si celui-là est
riche, peu ou mal occupé, embarrassé de sa
fortune, s'il croit bon d'attacher son nom à
une œuvre tout à fait neuve et tout à fait
utile, si son cœur déborde de reconnaissance
pour un enfant guéri, et surtout, oh! surtout,

s'il pleure un pauvre petit être terrassé par une abominable maladie des nerfs ou de l'esprit, qu'il mette sa fortune, sa gratitude ou sa douleur au service des petits pauvres, afin qu'ils soient guéris aussi, ou préservés!

TABLE DES MATIÈRES

CHAPITRE III

L'alimentation (*suite*).

CHAPITRE IV

Le bain. — Le vêtement.

CHAPITRE V

La chambre à coucher. — Le sommeil.

CHAPITRE VI

Les vacances.

CHAPITRE VII

Le cerveau de nos enfants.

La médecine et l'éducation morale. — Le système nerveux de l'homme; les nerfs sensitifs et les nerfs

CHAPITRE XII

L'enfant peureux.

CHAPITRE XIII

L'enfant peureux (*suite*).

CHAPITRE XIV

Les paresseux.

CHAPITRE XV

Les paresseux (*suite*).

CHAPITRE XVI

Les paresseux (*fin*).

CHAPITRE XVII

Les enfants tristes.

CHAPITRE XVIII

Sur le mensonge.

CHAPITRE XXIII

Conclusions.

Coulommiers. — Imp. PAUL BRODARD. — 238-99.

Leçons de Morale, par M. Henri Marion.

1 vol. in-18 jésus, broché. . . . . **4 »**

Cet ouvrage est plein de clarté comme la parole dont il est le reflet. Il convient non seulement aux jeunes maîtres qui y puiseront la substance de leur enseignement, mais encore à toute personne soucieuse de questions morales. Bien que les matières soient disposées dans un ordre méthodique, l'extrême division des chapitres, les résumés placés en tête de chacun d'eux, permettent au lecteur de rechercher, pour une étude particulière, les questions qui l'intéressent le plus. La matière de ce volume est vaste et complète; il donne outre le fond même de l'enseignement classique en fait de morale, un résumé et des citations des plus grands moralistes de tous les temps. Un grand développement est donné à la partie historique. La lecture des *Leçons de morale* est rendue plus fructueuse encore par un index qui, en quelques mots, évoque les moralistes et résume les doctrines.

Leçons de Psychologie, par M. Henri Marion. 1 vol. in-18 jésus, broché. **4 50**

L'auteur s'était donné pour tâche de compléter par des études philosophiques élémentaires, mais de bon aloi, la culture générale des intelligences qui lui étaient confiées; et les faisant en second lieu remonter aux sources vives de la pédagogie, il voulait leur apprendre à trouver dans des connaissances théoriques solides et élevées, la raison des règles pratiques. Pour atteindre ces deux fins, de sèches notions de manuel ne sont d'aucun usage; un enseignement véritable est nécessaire, ample et clair, simple à dessein, familier à l'occasion, et autant que possible vivant. Ces qualités étaient le propre de l'enseignement de M. Marion, à l'École normale d'Institutrices de Fontenay-aux-Roses; il survit dans ce livre. Nul ne saurait convenir mieux aux personnes encore peu habituées aux spéculations de la philosophie, et qui néanmoins ne peuvent en ignorer les notions rudimentaires.

N° 115.

Notions élémentaires d'Hygiène pratique, par M. le Dr GALTIER-BOISSIÈRE. 1 vol. in-18 jésus, broché. 3 50
Relié toile. . . . . 4 »

On se porterait à merveille si l'on suivait la moitié des conseils de M. Galtier-Boissière. Son livre est très aisé à manier, et avec cela très complet; précieux pour les valétudinaires, intéressant et même amusant pour les gens bien portants.

Dans la première partie, les règles fondamentales de l'hygiène sont exposées avec de claires prescriptions. Une large place est faite à l'enseignement par les yeux : collaboration indispensable pour rendre claires et concises les descriptions. Les données d'anatomie, de physiologie, ainsi comprises et allégées de toute expression technique, le lecteur se trouve initié en quelques lignes au fonctionnement de nos organes.

L'ouvrage se termine par une foule de renseignements de première utilité et un petit lexique on ne peut plus pratique.

Curiosités de l'Histoire naturelle, par M. H. DE VARIGNY. 1 vol. in-18 jésus, broché. 3 50

L'auteur a rassemblé dans ce recueil mille particularités curieuses et peu connues, réunies par lui au cours de ses études et de ses lectures. On y trouve sur l'univers, sur la terre, sur les hommes et les animaux qui la peuplent, sur les plantes qui la parent, des renseignements d'une sérieuse valeur scientifique et d'une forme agréable qu'il serait bien long d'aller chercher dans nombre d'ouvrages et de revues. Si surprenantes que soient les merveilles décrites par M. de Varigny, il ne cite ou n'avance pas un détail qui ne repose sur la parole autorisée d'un voyageur ou d'un savant moderne.

Les *Curiosités de l'Histoire naturelle* forment un livre attrayant, bien fait pour donner aux jeunes gens le goût de la science et pour compléter utilement les connaissances qu'ils ont pu acquérir. A tout âge on pourra le lire, et il n'est pas de bibliothèque où il ne puisse trouver sa place.

N° 602.

L'Art de Vivre, par M. Gustave Simon, avec

une préface de M. Jules Simon. 1 volume in-18 jésus,
broché. **3 50**

Michelet prétendait que si l'on meurt c'est parce qu'on le
veut bien. Dans ce paradoxe fantaisiste, il y a une bonne part
de vérité : Si l'homme ne peut pas échapper à la mort en fin
de compte, il dépend de lui du moins de lui résister très
longtemps.

C'est là précisément ce que le docteur G. Simon s'est attaché
à mettre en évidence. Pour éviter l'aridité d'un exposé dogma-
tique, il raconte l'histoire d'une femme à partir du moment
où elle dirige le foyer domestique, et il intercale dans son
récit les règles qui doivent présider à l'éducation physique,
intellectuelle et alimentaire. Il signale, pour les combattre,
nos erreurs, nos préjugés et nos routines. Il trace ainsi les
lignes directrices d'une vie dirigée par une intelligente hygiène.

(Revue Bleue).

L'Enseignement de l'anti-alcoolisme,

par M. le Dr Galtier-Boissière. 1 volume in-18 jésus,
broché. **1 50**

Ce petit ouvrage est assez simple et assez clair pour convenir
à un enseignement populaire; et il est en même temps assez
sérieusement documenté pour vivement intéresser des lecteurs
d'une culture différente, mais trop souvent ignorants de cette
importante question de l'alcoolisme.

Il contient tous les renseignements sur le rôle des boissons
dans l'alimentation, sur leur fabrication, leurs falsifications,
et les maladies que peut entraîner leur abus. L'auteur étudie
ensuite les conséquences morales et économiques de l'alcoolisme, et les moyens de le combattre. Après avoir examiné
les lois et projets relatifs aux alcools; il donne quelques
extraits d'articles d'écrivains connus sur l'alcoolisme.

Des figures caractéristiques illustrent le texte, particulièrement dans la partie scientifique.

N° 119.

Les Études classiques et la démocratie, par ALFRED FOUILLÉE, de l'Institut. Un vol. in-18 jésus, broché. . . . . 3 »

Les questions d'enseignement et d'éducation, qui donnent lieu aujourd'hui à des discussions passionnées, sont traitées trop souvent au point de vue d'intérêts particuliers ; prenant le sujet de plus haut, M. Fouillée s'est demandé comment peut se former en France l'élite dont toute démocratie a besoin pour ne pas tomber dans la démagogie. Quelle est la vraie nature de ces « besoins modernes » sur lesquels on se contente aujourd'hui d'idées vagues et contradictoires? Quelles sont les nécessités nouvelles qui découlent des progrès de la science, de l'industrie, du commerce, de la colonisation? L'auteur soumet à l'examen les études classiques et cherche de quelles réformes elles sont susceptibles ; il fait aussi un vivant tableau de l'Enseignement moderne, en montre les défauts, cherche les moyens de l'orienter vers sa vraie destination pratique.

L'Éducation dans l'Université, par M. HENRI MARION, professeur à l'Université de Paris. 1 vol. in-18 jésus, broché. . . . . 4 »

Ce livre est destiné d'abord aux professeurs, aux jeunes professeurs surtout, à ceux qui, désireux de bien accomplir la mission sociale qui leur est confiée, sentent que l'expérience leur manque encore et cherchent les conseils d'un bon guide. Il s'adresse aussi à tous les pères de famille qui confient leurs enfants à l'Université et ont le droit de savoir si leur confiance ne risque pas d'être trompée.

On sait avec quelle autorité M. Henri Marion s'occupa des questions de pédagogie ; tous ceux qui liront son ouvrage seront également frappés de l'accent de sincérité qui en anime toutes les pages. Tous aussi rendront justice au solide bon sens, à la haute raison qui les ont inspirées. Par-dessus tout ils seront frappés du sentiment moral, élevé et généreux, du patriotisme ardent et éloquent qui en font l'unité et l'âme.

(Revue pédagogique.)

Paris. — Imp. E. CAPIOMONT et Cⁱᵉ, rue de Seine, 57.